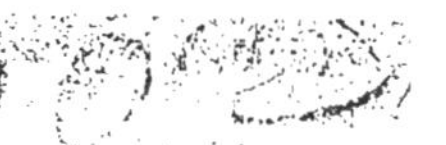

PETITE BIBLIOTHÈQUE MÉDICALE
A 2 FR. LE VOLUME

Le Massage thérapeutique de l'Abdomen

Sa Technique — Ses Indications

PAR

Le Dr SALIGNAT

DE LA FACULTÉ DE MÉDECINE DE PARIS
MÉDECIN CONSULTANT A VICHY

Avec 10 figures dans le texte

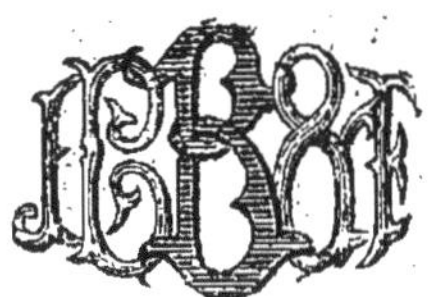

PARIS
LIBRAIRIE J.-B. BAILLIÈRE ET FILS
19, RUE HAUTEFEUILLE, PRÈS DU BOULEVARD SAINT-GERMAIN
1901

LE

MASSAGE THÉRAPEUTIQUE
DE L'ABDOMEN

SA TECHNIQUE — SES INDICATIONS

Dr SALIGNAT

DE LA FACULTÉ DE MÉDECINE DE PARIS
MÉDECIN CONSULTANT A VICHY

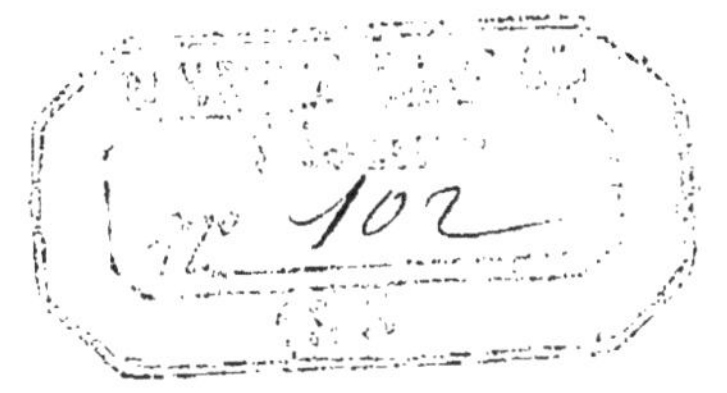

Le Massage thérapeutique de l'Abdomen

Sa Technique — Ses Indications

Avec 10 figures dans le texte

PARIS
J.-B. BAILLIÈRE ET FILS
19, RUE HAUTEFEUILLE, 19

1901

PRÉFACE

Le massage se pratique un peu partout et de toutes les façons.

Bien des mains ignorantes l'appliquent au hasard et n'en obtiennent des succès que par surprise.

Il ne pouvait en être autrement au début de la méthode, mais aujourd'hui, que le massage est devenu une branche importante de la science médicale, il n'est plus permis de s'en servir sans bien le connaître.

Physiologistes et médecins se sont mis à l'œuvre; ils ont observé et expérimenté avec soin les effets du massage et les résultats n'ont pas tardé à récompenser leurs efforts.

Non seulement l'emploi du massage comme

agent thérapeutique n'est plus livré au hasard, mais le champ de son action va sans cesse s'agrandissant, au fur et à mesure que l'on connaît mieux ses effets.

De nos jours, la médecine ne se croit jamais trop bien armée contre la maladie et elle pousse ses investigations de tous les côtés pour tirer des ressources nouvelles des différents agents qui sont à notre portée. Elle accorde une place de plus en plus grande, dans la thérapeutique générale, à cette catégorie très importante des agents physiques dont le massage fait partie.

Ce petit livre paraît donc au moment où cette question a pris déjà une extension remarquable et où il n'est personne qui ne possède quelques notions de l'emploi du massage.

Nous avons groupé sous un même titre bien des questions parfois éparses dans d'autres traités plus considérables.

Nous avons insisté à dessein sur l'enchaînement des troubles des diverses affections de l'abdomen.

N'ayant pour but que de démontrer les indications du massage, nous avons eu soin d'écarter tout ce qui aurait pu compliquer chaque question.

Nous avons cherché à faire de la technique du massage un exposé aussi simple que possible, tout en ne négligeant aucune manipulation.

Enfin, nous avons cru que quelques figures seraient utiles pour faire comprendre la position des mains ainsi que la souplesse ou la légèreté des mouvements. Les figures, qui indiquent quelque développement de force, ne représentent que le dernier temps d'un mouvement commencé avec la plus grande douceur.

Dr Salignat.

Vichy, le 8 juin 1901.

LE

MASSAGE THÉRAPEUTIQUE DE L'ABDOMEN

SA TECHNIQUE — SES INDICATIONS

INTRODUCTION

Le massage est un agent thérapeutique fort important par les effets très variés qu'il permet d'obtenir. Cependant, pratiqué depuis les temps les plus reculés, il fut longtemps dédaigné, à cause de l'ignorance complète de son mode d'action, et abandonné aux mains des empiriques. Il est mieux connu aujourd'hui, et il faut, pour bien l'utiliser, posséder non seulement la science de la pathologie et de la clinique, mais encore des connaissances spéciales sur son mode d'emploi. Ces connaissances sont basées sur les résultats de l'expérimentation et sur les découvertes de la physiologie.

On distingue deux grandes variétés de massage : le *massage hygiénique* et le *massage thérapeutique*.

Le massage hygiénique n'a d'autre but que de maintenir en bonne santé celui qui se porte déjà bien. Il peut être pratiqué par un masseur quelconque, pourvu qu'il soit un peu au courant.

Le massage thérapeutique est bien différent. C'est une arme qui peut devenir utile ou nuisible, suivant l'emploi que l'on en fera, et qui exige des connaissances médicales, que seul le médecin pourra posséder. Il en résulte que ce dernier massage ne pourra être pratiqué que par le médecin lui-même, ou, sur ses indications journalières, par un masseur, habitué à certaines manœuvres spéciales qui n'ont rien de comparable avec celles du premier massage ou massage hygiénique. De plus il sera presque toujours indispensable de s'adresser, concurremment au massage, à l'action des autres agents thérapeutiques physiques et même aux médicaments d'ordre chimique. C'est encore un motif qui fait que son emploi doit être réservé au médecin seul, car ce dernier sera seul capable de modifier convenablement les effets du massage avec les ressources de la thérapeutique générale.

Ainsi compris, le sujet est des plus vastes. Notre but, moins étendu, se limite à quelques aperçus sur certains modes d'emploi du massage thérapeutique dans le traitement des affections de l'abdomen. Mais un tel sujet est encore un des plus importants. Nous devrons donc le réduire le plus possible et ne retenir que les indications indispensables pour la pratique courante. Notre seul désir serait de signaler au médecin, aussi bien qu'au malade, les nombreuses ressources du massage de l'abdomen. Pour cela, nous chercherons à donner une idée du rôle du massage en général ainsi que des diverses manipulations employées. Nous étudierons ensuite les effets et la technique du massage appliqué à l'abdomen. Enfin nous passerons en revue les affections diverses de l'abdomen, pour lesquelles l'emploi du massage est indiqué, et les manipulations qui conviennent aux différents cas.

Dans cette dernière partie, nous avons suivi l'ordre que nous indiquons : plan superficiel : parois abdominales, plan profond ; organes digestifs (estomac, intestin), glandes annexes (foie, pancréas) ; rate ; organes génito-urinaires (reins, vessie, utérus et annexes).

CHAPITRE PREMIER

Historique.

L'étude historique du massage est très intéressante. Estradère (1863) en a fait un exposé complet(1). Pour nous, nous resterons dans les limites de notre sujet, en nous occupant uniquement du massage de l'abdomen. Ce genre de massage a été pratiqué dès les temps les plus reculés et il est impossible de remonter à ses origines réelles. Nous savons qu'il était connu avant Hippocrate et que le père de la Médecine n'en dédaignait pas l'emploi. Nous tirons de ses œuvres (2) l'observation suivante : « Une fièvre continue saisit la femme d'un jardinier d'Elis ; buvant des remèdes évacuants, elle ne fut aucunement soulagée. Dans le ventre, au-dessous de l'ombilic, était une dureté s'élevant au-dessus du niveau et causant de violentes douleurs ; cette dureté fut malaxée fortement avec

(1) Estradère. Thèse, 1863.

(2) Hippocrate, *Œuvres complètes*, trad. E. Littré.

les mains enduites d'huile, ensuite du sang fut évacué en abondance par le bas. Cette femme se rétablit et guérit. » Il s'agissait d'un de ces cas d'obstruction intestinale, qui sont, de nouveau, de nos jours traités par le massage. Littré pense que «les médecins hippocratiques avaient l'usage, dans le cas de gonflements abdominaux et sans doute aussi dans les cas d'iléus, de presser l'abdomen avec les mains ».

Pendant très longtemps, ce genre de massage ne fut pas soumis à des règles bien déterminées et son emploi ne fut pas suivi. En 1827, Piorry conseilla la friction abdominale avec pression pour combattre les gaz intestinaux. En 1843, un officier de l'armée suédoise, le major Thurn-Brandt, commença à appliquer le massage au traitement des maladies de l'utérus et des ovaires, mais ce n'est que plus tard que sa méthode fut appliquée en France. En 1863, Estradère (1) fournit quelques indications sur le mode d'action du massage de l'abdomen et sur son emploi dans diverses maladies de l'estomac et de l'intestin.

Bien des années après, sous l'inspiration de

(1) Estradère. Thèse de doctorat en médecine, 1863.

son maître DUJARDIN-BEAUMETZ, le Dr HIRSCHBERG (1) faisait paraître un travail très remarquable, dans lequel il signalait l'influence de ce genre de massage sur la diurèse et il insistait sur ce point particulier que le massage des membres ne donne rien de comparable.

Le massage était alors très en faveur. Grâce à METZGER et à ses élèves, grâce à REBMAYR, grâce encore à BERNE et HUHNERFAUTH, l'emploi du massage dans les affections de l'intestin s'était très répandu. En 1876, Von MOSENGEIL faisait connaître ses expériences sur le massage dans les épanchements des articulations. REBMAYR et HOFINGER faisaient des expériences analogues sur l'abdomen. Ils démontraient qu'un liquide injecté dans le péritoine d'un lapin se résorbait deux fois plus vite après le massage. A l'étranger, la méthode de Brandt commençait à faire de nombreux adeptes. Le Dr NORSTROM, cherchait à la faire admettre en France (2). De retour d'une mission en Suède (1892), le Dr STAPFER triomphait des résistances et donnait droit de cité chez nous au massage de l'utérus et des ovaires. Un de ses

(1) Thèse *Sur le Massage de l'abdomen.*

(2) NORSTROM, *Traité théorique et pratique du massage*, 2e édition 1891. — *Formulaire du Massage*, 1895.

élèves, le Dr Romano (1), faisait, sous son inspiration, une série d'expériences démontrant que le massage abdominal détermine un puissant réflexe cardio-vasculaire ayant son point de départ dans les plexus abdominaux et pelviens.

En 1894, le Dr Cautru (2) exposait le résultat d'expériences très intéressantes sur les modifications du chimisme gastrique, sous l'influence du massage, dans les différentes formes de dyspepsie. M. Colombo, de son côté, expérimentant sur des chiens, a démontré le rôle du massage sur la sécrétion des glandes. Ses recherches ont porté, entre autres, sur les glandes de l'estomac, sur le foie et sur les reins.

On commence donc à mieux connaître les effets du massage de l'abdomen et le moment semble venu où ce genre de massage prendra une très grande extension. Dans les publications les plus récentes, il tient une place importante et, parmi les auteurs qui en font mention, nous citerons au hasard : Petit, Norstrom, Brousses, Brandt, Bourcart, Berne, Lagrange, Hugon, etc.

(1) Romano, *Kinésithérapie gynécologique*, 1895.
(2) Cautru, Thèse, 1894.

CHAPITRE II

Le Massage en général

Les manipulations employées dans le massage de l'abdomen étant les mêmes que celles qui servent pour toute autre partie du corps, il nous a paru utile de dire quelques mots du massage, considéré à un point de vue général.

Dégagé de l'empirisme, le massage thérapeutique a pris rang parmi les sciences médicales, et son enseignement est devenu officiel chez nos voisins, les Allemands. Ce résultat est dû surtout aux expérimentateurs savants qui ont fourni, par leurs recherches, une explication physiologique des effets observés.

Aujourd'hui il est admis que le massage a des effets mécaniques, thermiques, électriques et chimiques. Il faut distinguer encore une action locale, se manifestant sur la région qui subit les manipulations, et une action générale, s'exerçant à distance sur tout l'organisme. Enfin chacune de ces actions, soit locale, soit générale, comporte des effets dus à l'influence directe ou mécanique, et d'autres dus à l'influence nerveuse, ou réflexe.

Réflexes. — A cause de l'importance de cette influence nerveuse, nous croyons utile de dire ici quelques mots des réflexes. Il y a, dans les diverses régions du corps, des nerfs sensitifs et des nerfs moteurs. Les premiers ont pour fonction de percevoir les différentes sensations, les seconds commandent toutes les formes du mouvement. Sous l'influence d'une excitation des terminaisons du nerf sensitif, il y a mise en activité de certains centres nerveux, appelés centres réflexes, d'où partent des excitations nouvelles transmises cette fois aux nerfs moteurs. Comme ces nerfs moteurs président à toutes les diverses fonctions de notre organisme, il s'ensuit que les réflexes agissent : sur la contraction musculaire, sur l'activité de la circulation, sur l'augmentation des sécrétions et enfin sur la nutrition des tissus. Divers agents sont capables de provoquer des réflexes, entre autres les agents mécaniques. Le massage, agissant par des contacts, des pressions, des chocs et des pincements, pourra donc être assimilé aux agents mécaniques.

Effets locaux. — Action superficielle. — Ceci

étant établi, nous allons étudier l'action du massage sur une région quelconque. Le premier résultat est de faire la toilette de l'épiderme, de le débarrasser des débris cornés et de l'enduit sébacé qui le recouvrent. L'action se poursuivant, le tissu cellulaire sous-cutané laisse résorber les liquides qui l'imprègnent, la peau s'assouplit, la sécrétion des glandes sudoripares et sébacées devient plus facile.

L'action réflexe entre en jeu et s'associe à l'action mécanique pour stimuler la circulation des capillaires, des veines et des lymphatiques de la région.

Action sur les muscles. — En agissant plus profondément, le massage fera porter ses effets sur le muscle. Il en modifiera la circulation, stimulera sa tonicité et sa contractilité, en même temps qu'il augmentera ses échanges nutritifs. Cette influence sur la circulation et la nutrition nous est révélée par une série de phénomènes thermiques, électriques et chimiques. On peut constater l'élévation de la température, en appliquant un thermomètre à la surface même de la région qui aura été soumise aux manipulations. On a démontré également qu'il se développe localement des courants électriques d'intensité faible. Les modifications chimiques, solidaires des différents effets, dont nous venons de parler, ont la plus grande importance. Elles sont l'indice de modifications profondes dans la nutrition même des tissus, et ont pour résultat la suractivité des oxydations. Par elles s'expliquent les effets durables du massage sur les tissus, dont la nutrition a été troublée par un état pathologique, et qui recouvrent, avec une meilleure nutrition, leur vitalité première. Il y a donc lieu de considérer les effets momentanés or passagers du massage et les effets consécutifs qui demeurent acquis.

Action sur les sécrétions. — Nous n'avons parlé que de l'action du massage sur les muscles, mais la région peut contenir des éléments glandulaires et il est nécessaire de connaître ses effets sur les sécrétions.

Sous son influence, la circulation devient plus active dans la glande, les nerfs qui règlent la sécrétion sont stimulés et il en résulte une augmentation des sécrétions, en même temps qu'une modification des produits élaborés.

La plupart des effets que nous venons de signaler sont dus à l'action réflexe, l'action mécanique étant moins importante.

Action sur le système nerveux. — Suivant les

manipulations employées, le massage aura encore soit une influence excitante, soit une influence sédative sur le système nerveux de la région.

Effets généraux. — Après ces effets locaux que nous venons d'étudier, on pourrait distinguer des effets de voisinage et des effets généraux, mais nous passerons tout de suite à ces derniers. Du côté de la circulation générale, et sous l'influence des modifications de la circulation locale, il y a un débit plus considérable et plus régulier du courant sanguin, ce qui se traduit par un pouls plus plein, plus fort et plus régulier. Sous l'influence d'excitations réflexes, les oxydations deviennent plus actives, la diurèse augmente, l'élimination des déchets s'accroît, et la nutrition générale est améliorée. Nous reviendrons sur ce point en étudiant le massage abdominal, car c'est ce massage qui donne les meilleurs effets sur la nutrition générale.

Technique. — Nous connaissons les principaux effets du massage et nous allons étudier maintenant les manipulations employées pour produire ces effets.

On a fort simplifié la technique du massage et on n'emploie guère que les procédés suivants : Les effleurages, les frictions, les pressions, les pétrissages, les tapotements ou percussions, les vibrations ou trépidations.

1° *Effleurage*. — L'effleurage n'est qu'une friction très légère, ou mieux un frôlement des téguments. Sur les surfaces larges, on peut le pratiquer avec la paume de la main. Dans les autres cas, on l'exécutera avec la pulpe de un ou de plusieurs doigts. Cette manipulation détermine une élévation thermique locale. Enfin c'est un bon antiphlogistique (fig. 1).

2° *Friction*. — La friction se fait avec l'aide de la pulpe du pouce (fig. 2). Il faut développer une assez grande force et appuyer sur les tissus, en cherchant à repousser ce que l'on trouve sous les téguments. Son rôle, surtout mécanique, est de disséminer les épanchements dans le tissu cellulaire voisin, pour qu'ils soient plus vite résorbés.

3° *Pression*. — Les pressions peuvent être exécutées avec la main ouverte ou avec le poing, suivant que l'on doit développer plus ou moins de force. Elles seront toujours exécutées avec lenteur et progressivement (fig. 3, 4 et 5).

Leur action principale sera l'effet mécanique produit sur la circulation. Elles détermineront encore de faibles réflexes et pourront avoir une influence sédative.

4° *Pétrissage.* — Les formes de pétrissage sont variées. La forme la plus atténuée est le *pincement*, qui consiste dans la préhension des tissus entre le pouce et l'index, sans aller jusqu'à la douleur (fig. 9 et 10).

Le pétrissage se fait aussi en saisissant le muscle entre le pouce et les autres doigts, à pleine main, et en cherchant à le soulever. On peut encore se servir des deux mains, ouvertes d'abord, puis refermées sur les parties que l'on veut pétrir, et qui sont tour à tour comprimées, puis relâchées lentement. Le pétrissage a une double action, mécanique et réflexe, variant évidemment avec le degré de force déployée, la durée du massage et le mode de réagir particulier du malade.

L'action mécanique s'exerce sur le contenu des veines des tissus que l'on exprime en quelque sorte. En les vidant du sang qu'elles contiennent, on détermine une circulation plus intense. L'action réflexe s'exerce sur la tonicité et la contractilité de la fibre musculaire d'une part et sur les fonctions sécrétoires des glandes d'autre part.

Le pétrissage agit encore par réflexe sur la nutrition des tissus. Enfin il détermine des effets secondaires sur les tissus du voisinage et sur l'état général.

5° *Percussion*. — On appelle percussion des chocs successifs et plus ou moins rapides, pratiqués de diverses façons (fig. 67, 68).On peut distinguer le *claquement*, que l'on exécute avec la face palmaire de la main largement ouverte. Un autre mode de percussion, ce sont les *hachures*, pour lesquelles on emploie le bord cubital de la main (fig. 6). On peut encore percuter avec le poing ou même avec des instruments spéciaux. Enfin on peut appliquer un doigt d'une main bien à plat et frapper sur ce doigt avec deux doigts de l'autre main, à petits coups, comme avec un marteau. Cette manipulation détermine surtout des effets réflexes excitants.

6° *Vibrations*. — Les vibrations de courte durée ont des effets calmants ; prolongées plus de deux ou trois minutes, elles ont des effets excitants. Ces dernières manipulations sont fatigantes pour le masseur. Pour les exécuter avec la main, il faut provoquer un mouvement de tremblement, par la tétanisation volontaire des muscles du bras.

Aujourd'hui l'usage d'appareils vibrateurs spéciaux s'est répandu et l'emploi de ces appareils donne de grandes facilités pour graduer le nombre et l'intensité des vibrations et la durée du massage.

Soins préparatoires. — Nous terminerons cet aperçu général par quelques remarques qui seront utiles dans tous les cas.

Certaines qualités particulières sont requises pour faire un bon masseur, on les trouvera exposées dans les manuels spéciaux.

Dans tous les cas, le masseur ne devra jamais négliger les règles de l'antisepsie pour lui-même et pour son malade. La région sur laquelle on devra pratiquer le massage, sera lavée à l'eau tiède savonneuse, puis à l'eau boriquée. Il sera utile parfois de raser les poils de la région.

Pour les effleurages, on pourra les pratiquer avec la main sur les téguments à sec.

Pour toutes les autres manipulations, il sera utile d'employer soit la glycérine, soit la vaseline, pour lubréfier les parties superficielles et rendre ainsi le massage moins fatigant et plus efficace.

CHAPITRE III

Le Massage de l'abdomen en général.

Appliqué à l'abdomen, le massage produit quelques effets spéciaux et exige quelques manipulations de forme particulière que nous allons étudier.

Nous sommes en présence d'une région très complexe, qui comprend une grande portion du tube digestif avec ses glandes annexes et les organes génito-urinaires. Immédiatement et par l'importance seule de ces organes, on comprend quelle action puissante on aura sur l'organisme entier, si l'on peut modifier le fonctionnement de ces organes d'une façon quelconque.

Le massage de l'abdomen a des effets locaux, des effets de voisinage et des effets généraux.

Effets locaux. — Les effets locaux porteront soit sur les parois abdominales, soit sur les viscères. Appliqué aux parois de l'abdomen, le massage agit tout d'abord sur une large surface cutanée qui, dans cette région, est d'une sensibilité spéciale. Les manœuvres d'effleurage pratiquées sur les téguments détermineront donc des réflexes très puissants.

Le massage pourra agir sur le tissu cellulaire sous-cutané, souvent infiltré dans certains états pathologiques, en activant la circulation veineuse. Les pressions, les pétrissages, les percussions et les vibrations agiront non seulement sur les téguments, mais aussi sur les muscles de l'abdomen. Ces muscles ont une action importante, car ils forment une sorte de sangle naturelle qui soutient les viscères. Il arrive parfois qu'ils manquent à leur tâche, et que, sous des influences morbides diverses, ils perdent leur tonicité et leur élasticité; le massage pourra aider à remédier à cet état de choses.

Les effets locaux du massage peuvent porter sur les viscères de l'abdomen. Or il sera moins aisé d'agir sur ces organes protégés par les muscles des parois. Il faudra tout d'abord placer le malade dans une position que nous indiquerons et qui aura pour but de relâcher les parois abdominales. On aura souvent aussi à tenir compte de la douleur. Enfin certains malades nerveux seront particulièrement rebelles. Dans tous les cas, le principe est toujours d'employer la plus grande douceur. On aura recours aux effleurages aussi souvent qu'il conviendra, jusqu'à ce que l'on puisse exercer facilement des manœuvres profondes.

Le massage des viscères comprend un *massage superficiel* et un *massage profond.*

Le massage superficiel est celui qui ne porte que sur les tissus de la paroi et qui n'agit sur les viscères profonds que par l'intermédiaire de la circulation et du système nerveux.

Le massage profond a une influence directe sur les organes de l'abdomen par les manœuvres de pressions, de pétrissages, de vibrations. Les diverses manipulations de ces deux variétés de massage permettent d'agir, par action mécanique et par action réflexe, sur la circulation, sur les muscles, sur les nerfs et sur les glandes des organes abdominaux.

Les effets de circulation sont dus à l'effleurage, aux pressions, aux percussions, aux pétrissages et aux vibrations. Ils ont une grande importance dans cette région, à cause de la masse de sang considérable contenue dans le système porte, et de la fréquence des stases du système veineux dans les différentes affections de l'abdomen.

« Et rien n'est plus fréquent que la distension passive des viscères abdominaux tributaires de la veine porte. On l'observe toutes les fois que la circulation du sang est gênée par le développement excessif des masses graisseuses abdominales, ou par le ballonnement habituel de l'estomac, de l'intestin grêle et du côlon. On l'observe surtout dans tous les cas d'hypertrophie du foie, et aussi à la suite de l'atrophie de ce viscère, parce que, dans ces deux cas, l'organe est devenu moins perméable et se laisse plus difficilement traverser par le sang. Souvent la stase sanguine des viscères abdominaux se traduit par le gonflement des veines hémorroïdales ; souvent aussi aucun symptôme caractéristique ne trahit à l'extérieur cet état général de dilatation des canaux veineux que l'on a appelé la veinosité abdominale. Tous les « gros ventres » ne sont pas, il s'en faut, le résultat de l'obésité ; et même chez les obèses, le volume exagéré de l'abdomen est dû, en grande partie, à des troubles de circulation par accumulation dans ce grand réservoir à parois si lâches et si faciles à distendre, que représentent les veines du système porte. Les mouvements de massage ont alors très promptement raison du développement exagéré du ventre, non en produisant l'amaigrissement, mais en facilitant le déplacement du liquide sanguin, en même temps que la circulation des gaz » (LAGRANGE).

Ce tableau d'ensemble permet d'entrevoir les nombreux troubles que la stase du système porte détermine, non seulement dans le fonctionnement des organes abdominaux, mais aussi dans l'état général du malade. Grâce surtout à son action mécanique, le massage favorisera la déplétion des veines et augmentera le cours du sang artériel en levant l'obstacle qui lui est opposé.

C'est encore par action mécanique que le massage peut agir sur les matières contenues dans le tube digestif, en favorisant leur cheminement vers leur issue naturelle. Ce sera un déblayage et, dans certains cas, ce sera même une antisepsie originale. On sait en effet, avec quelle rapidité, sous l'influence seule de l'encombrement, les microbes pullulent dans le tube digestif. Le massage sera même supérieur au purgatif dans bien des cas, en épargnant des organes dont la constitution sera déjà troublée.

Nous n'avons parlé jusqu'ici que de l'action mécanique du massage, soit dans les effets sur la circulation, soit dans les effets de propulsion du contenu du tube digestif, mais l'action réflexe a une part importante dans tous ces effets.

Sans doute l'action mécanique favorise l'action réflexe, mais c'est à cette dernière que sont dus les effets consécutifs ou curatifs. C'est ainsi que les parois veineuses, n'ayant plus à lutter contre la stase, reprennent leur élasticité et leurs parois musculaires redeviennent aptes à réagir sous l'influence des réflexes. L'action qui se passe du côté des tuniques musculaires du tube digestif est analogue. La fibre musculaire reprend ses qualités d'élasticité et de contractilité et les excitations réflexes provoquées par le massage font réapparaître les mouvements péristaltiques. « Le mouvement passif (le massage n'est qu'une forme du mouvement passif) devient ainsi l'origine d'un « exercice » actif des muscles intestinaux, et c'est ce qui explique comment ce moyen de traitement n'est pas seulement palliatif. Il arrive le plus souvent qu'au bout d'un certain nombre de séances son emploi devient superflu, la fonction à laquelle il devait suppléer se trouvant rétablie, grâce au retour de l'énergie propre des tuniques musculaires de l'intestin » (Lagrange).

Ce qui vient d'être dit pour les parois veineuses, comme aussi pour les tuniques de l'intestin, est une démonstration de l'influence du massage sur l'élément musculaire. Il est des cas cependant où la fibre musculaire est plus particulièrement atteinte; ce sont ces cas de dilatation de l'estomac et de distension passive de l'intestin. Il résulte de cet état de choses des troubles sérieux du côté de la digestion. S'il s'agit de l'estomac, une partie des aliments est retenue dans cette vaste poche musculaire et l'action mécanique, ainsi que l'action chimique de ses parois, deviennent défectueuses. Le brassage des aliments ne se fait plus avec la même énergie, la paroi sécrète un suc gastrique altéré et il se produit des fermentations. Le massage permettra d'évacuer le contenu de l'estomac et il agira sur les parois musculaires dont il provoquera la contraction. Dans les cas de distension passive de l'intestin, le massage permettra encore de lever l'obstacle causé par la stase des matières et il agira sur les parois musculaires qu'il stimulera.

L'abdomen contient d'autres organes musculaires sur lesquels le massage peut agir. La fibre musculaire du réservoir vésical est fréquemment modifiée par des affections diverses et le massage pourra lui rendre son énergie. Chez la femme, nous trouvons de plus un organe musculaire d'une très grande importance: c'est l'utérus. Au cours de la gestation et pendant l'accouchement, la fibre musculaire de cet organe joue un très grand rôle. Certaines présentations fâcheuses s'expliquent en partie par la faible tonicité du muscle utérin qui laisse évoluer le fœtus dans des sens divers. Néanmoins, dans de tels cas, on ne peut pas employer le massage, parce que les plus faibles excitations pourraient réveiller les contractions utérines et l'on aurait à craindre l'avortement. Cette action du massage sur les contractions de l'utérus est très remarquable, lorsqu'on l'applique à ces cas d'inertie utérine qui survient parfois dans les accouchements lents et laborieux. Il suffit alors de quelques effleurages pour agir, par action réflexe, sur les muscles de l'utérus et leur permettre de se contracter avec énergie. Après l'accouchement, et pour favoriser les phénomènes physiologiques, qui se passent du côté de la fibre musculaire, énormément hypertrophiée et revenant rapidement à son volume à peu près primitif, le massage rend de grands services.

Ce sera encore le meilleur moyen de préserver la femme de ces déviations, de ces prolapsus, si fréquents après les accouchements.

La fibre musculaire pourra encore être altérée dans les cas de métrites. Le massage n'est pas employé dans les maladies aiguës ou subaiguës de l'utérus, mais dans les métrites parenchymateuses il donne de très bons résultats. Grâce à lui, l'infiltration diminue, les muscles reprennent leur souplesse et l'organe tend à reprendre son volume normal.

Nous avons indiqué l'action du massage sur la fibre musculaire des différents organes de l'abdomen et nous avons à parler maintenant de son action sur l'élément nerveux de ces mêmes organes. Les effets exercés sur le système nerveux sont les plus importants, mais aussi les moins bien expliqués. Le massage a une action sédative ou une action excitante, suivant les manipulations employées. De plus, par les effets qu'il détermine, on démontre qu'il agit sur les nerfs moteurs, sur les nerfs sensitifs et sur les centres trophiques.

Si l'on soumet au massage le bras d'un homme qui se sera fatigué à lever un poids déterminé, on constatera qu'après le massage, le bras soulèvera un poids plus élevé que le poids précédent. Il se passe là évidemment des phénomènes complexes, mais il est bien certain que, les muscles obéissant aux nerfs moteurs, il faut que ceux-ci soient stimulés par le massage d'une façon directe ou indirecte. En effet, dans tout travail musculaire, il faut considérer l'élément musculaire qui obéit et l'élément nerveux qui commande, or l'un et l'autre s'épuisent.

Bien plus, l'élément nerveux seul peut faiblir et l'on voit certains neurasthéniques qui sont incapables d'exécuter un travail quelconque, même en dehors de toute fatigue, parce que les nerfs moteurs sont impuissants à remplir leurs fonctions. L'action du massage sur les nerfs moteurs des muscles de l'abdomen se manifeste parfois d'une façon très évidente, et, sous l'influence de réflexes déterminés, on sent les parois de l'abdomen entrer en contraction.

Mais, on le voit, l'action sur les nerfs moteurs ne peut guère se séparer de l'action sur les nerfs sensitifs. Certaines manipulations irritent les terminaisons des nerfs sensitifs et déterminent un ébranlement qui se propage comme une onde à travers la fibre sensitive, jusqu'au centre réflexe d'où part une excitation qui avertit la fibre motrice, laquelle réagit aussitôt. C'est de cette façon que le massage nous permet d'agir sur la motricité, non seulement des muscles de la paroi abdominale, mais encore des muscles des viscères profonds.

Le massage agit encore sur une propriété particulière à certains nerfs, nous voulons parler de la sensibilité à la douleur. Les manipulations qui donnent les meilleurs effets sédatifs de la douleur sont les effleurages et les vibrations. Grâce à leur emploi, outre le grand soulagement dont le malade bénéficiera, l'anesthésie relative obtenue permettra d'employer d'autres manipulations plus profondes, qui n'auraient pas été supportées tout d'abord. C'est même pour cette raison qu'il est indiqué de commencer toute séance de massage de l'abdomen par quelques minutes d'effleurage.

Après avoir parlé de l'influence du massage sur le système nerveux moteur et sensitif, il faut signaler son action sur les centres trophiques. Mais ces centres trophiques sont encore peu connus et on ne peut pas interpréter leur mode d'action. Ce qu'il y a de certain, c'est que les diverses régions du corps sont sous la dépendance de centres nerveux spéciaux qui président aux fonctions de nutrition de chaque tissu; ce sont les centres trophiques. Les expériences démontrent que le massage a une efficacité réelle sur la nutrition locale des divers tissus; il faut donc admettre qu'il agit sur ces centres trophiques.

Cette hypothèse permet d'expliquer les modifications chimiques qui accompagnent les transformations dans l'activité de la nutrition. « Les phénomènes chimiques du massage ne peuvent, en effet, avoir une origine centrale, ni s'expliquer, comme ceux de la contraction musculaire, par la production d'un surcroît de chaleur destinée à être transformée en travail, le travail étant produit par un moteur extérieur, homme ou machine. On ne peut expliquer la modification de nutrition de la région massée que par une excitation communiquée aux éléments nerveux locaux et transmise au centre trophique correspondant; excitation d'où résulterait, par voix réflexe, l'exagération des phénomènes d'oxydation avec dégagement de chaleur, consommation d'oxygène et production d'acide carbonique. Ces réflexes « trophiques » aboutissent, en somme, à une modification de la nutrition, dont la physiologie ne sait pas suivre encore les phases, mais qui se traduisent par l'accroissement du volume des muscles, par la résorption de certains tissus organiques, tels que les graisses, par la disparition de certains éléments pathologiques, tels que les exsudats inflammatoires liquides ou organisés » (Lagrange).

Nous aurions pu ajouter aux différents modes d'action du massage sur le système nerveux l'excitation des nerfs sécréteurs des glandes ; nous préférons faire de l'étude de ces phénomènes une question à part. Les expériences physiologiques ont démontré que la sécrétion est un acte complexe et qui consiste dans l' « élaboration par des cellules spéciales, groupées en glande de forme variable, de principes préexistant dans le sang ou créés par l'activité propre de ces cellules : les dits principes étant extraits du sang et de la lymphe, ou fabriqués aux dépens de corps qui se trouvent dans ces liquides. On remarquera que ce travail, auquel se livrent les cellules glandulaires, a pour but, non le bien de celles-ci en particulier, mais le bien de l'organisme dans son ensemble. La sécrétion suppose donc deux facteurs : des cellules douées d'activité et la présence de sang capable de fournir des matériaux sur lesquels s'exerce cette activité » (Langlois et de Varigny). Or le massage est capable d'influencer l'un et l'autre de ces facteurs. Par action mécanique et réflexe, il augmente la circulation et provoque l'affluence des matériaux empruntés au sang et à la lymphe. De plus, par action mécanique encore, agissant cette fois sur les conduits excréteurs de la glande, il permet le cheminement plus rapide des sucs élaborés et, par le fait seul de désencombrement, il augmente le débit des glandes. Le massage a une autre action plus importante sur le fonctionnement de la cellule glandulaire. De ce bon fonctionnement dépend la bonne qualité des sucs élaborés. Or, sous l'influence du massage, on constate des modifications de ces sucs, non seulement de quantité, mais encore de qualité. Des expériences sur les glandes de l'estomac, de l'intestin, sur le foie, etc., ont démontré que le massage déterminait des variations dans la proportion des éléments chimiques de chaque suc sécrété en particulier.

Effets de voisinage. — Nous avons terminé l'étude des effets locaux du massage sur les viscères abdominaux, et il faut placer immédiatement après l'étude des effets de voisinage. On connait l'étroite solidarité qui unit les divers organes de l'abdomen, si bien que la moindre affection de l'un d'entre eux retentit fréquemment sur les autres, et qu'il est souvent nécessaire d'agir, en même temps que sur l'organe atteint, sur les organes voisins, pour obtenir une guérison. Les maladies de l'estomac retentissent sur l'intestin, comme aussi celles de l'intestin influencent l'estomac. Les affections du foie déterminent des troubles dans tout le système digestif et, d'autre part, les maladies du tube digestif ne sont pas sans action sur le foie. La rate se comporte de même et subit le contre-coup des affections des divers organes de l'abdomen. Les maladies de l'utérus ont aussi d'étroites relations avec ces organes et les cas de dyspepsie et de constipation sont nombreux dans les affections utérines. Enfin la congestion de la circulation du petit bassin, qu'elle qu'en soit la cause, retentit sur la circulation porte, comme aussi la congestion de cette dernière influence à son tour la première.

Le massage, par son action locale sur la circulation, fait sentir ses effets jusque dans les organes voisins, en diminuant la stase veineuse. Il provoque encore, de nombreux réflexes, qui vont influencer le voisinage, et produire des modifications de nutrition ou de sécrétion.

Effets généraux. — L'action du massage de l'abdomen ne s'arrêtera pas là et d'autres effets se manifesteront du côté de l'état général. Parmi ces effets, les uns seront la conséquence du meilleur fonctionnement des organes de l'abdomen, lequel viendra modifier heureusement l'état de santé général ; d'autres effets, appelés dynamogéniques, sont dûs à la production de réflexes spéciaux et au retentissement de la circulation locale sur la circulation générale. Le massage de l'abdomen, en agissant sur la stase des organes abdominaux, détermine le déplacement d'une énorme masse de sang et par là influence d'une façon très sensible la circulation générale.

De plus, le Dr Romano a démontré, par des expériences nombreuses, que l'excitation des plexus abdominaux et pelviens provoquait de puissants réflexes, ayant pour résultat de régler la circulation générale. Cette action, spéciale au massage de l'abdomen,se traduit par un pouls plus ample, plus plein, plus régulier.

A côté de l'action sur la circulation, il faut placer l'action sur la diurèse. De tous les massages, le massage de l'abdomen est certainement celui qui augmente le plus la quantité de l'urine. L'explication de ce fait se trouve sans doute dans l'influence de ce genre de massage sur la circulation générale.

C'est encore cette influence spéciale qui explique l'augmentation générale des oxydations dans l'organisme et l'accroissement du taux de l'urée après le massage de l'abdomen.

Les effets principaux du massage sur la région que nous étudions étant connus, passons à l'exposé de la technique. On pourrait souhaiter qu'il existât une manipulation particulière pour chaque effet spécial, mais il est facile de comprendre que des effets divers seront souvent associés. Cependant, certaines manipulations agissent plutôt par action mécanique, d'autres agissent plutôt par action réflexe ; elles peuvent être calmantes ou excitantes. Il est utile de rappeler qu'en agissant sur l'abdomen, les manœuvres de force devront toujours être évitées et qu'il faudra procéder avec le plus de douceur possible.

Technique du massage abdominal. — Dans tout massage de l'abdomen, le malade sera couché et de préférence il sera placé sur un lit de massage formé par un plan un peu résistant. Le médecin sera debout ou assis sur un tabouret élevé, de façon à dominer les régions sur lesquelles il doit agir et avoir libres les mouvements des bras et du tronc. La meilleure position à donner au malade sera celle qui relâchera le plus les parois abdominales. La tête et le tronc seront relevés, les cuisses seront légèrement fléchies sur le bassin et les talons seront un peu rapprochés du tronc. Le malade fera des inspirations courtes, la bouche étant entr'ouverte, de façon à ne pas contracter les muscles des parois abdominales.

Le massage sera superficiel ou profond et chacun de ces deux modes de massage sera excitant ou calmant.

Le massage superficiel comprend : les effleurages et les frictions.

Effleurage. — L'effleurage, appliqué à l'abdomen, se pratique avec la pulpe des doigts ou encore avec la face palmaire de la main, promenés très légèrement sur les téguments à sec. Cette manœuvre détermine des réflexes excitants, elle provoque aussi l'anesthésie des téguments. Ses effets excitants se font sentir non seulement sur les parois abdominales, mais aussi sur les viscères profonds.

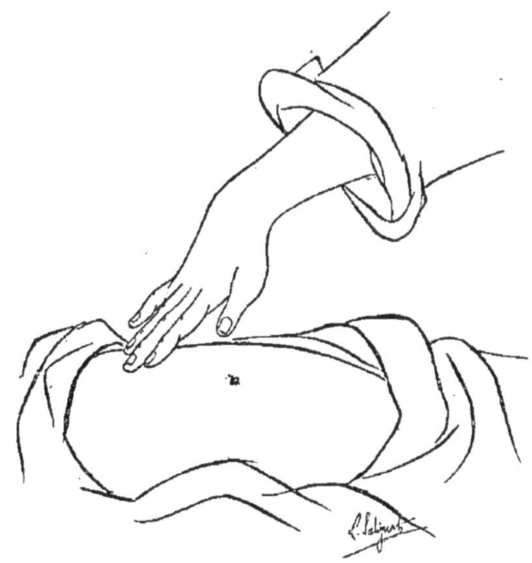

Fig. 1. — Effleurage.

Friction. — La friction, dans cette région, n'est plus la même que celle que l'on pratique dans le massage en général. Elle s'effectue avec la face

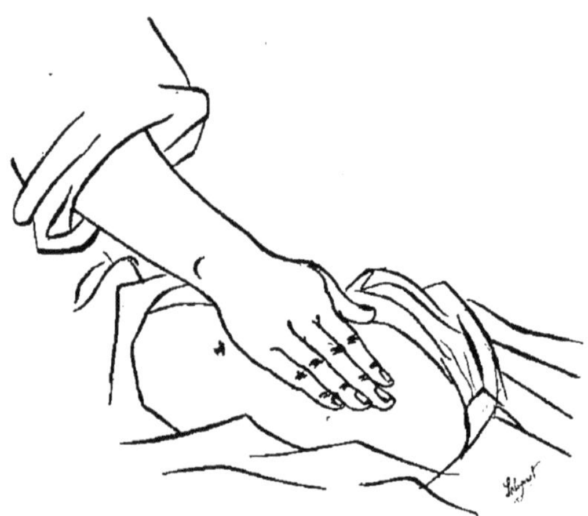

Fig. 2. — Friction avec la face palmaire.

palmaire de la main largement ouverte et glissant lentement sur les téguments qu'elle presse doucement. Cette manipulation a une action calmante.

Pression. — Le massage profond de l'abdomen agit à l'aide de pressions, de percussions, de pétrissages et de vibrations.

Les pressions sont exécutées avec les deux mains superposées, l'une des mains exerçant des pressions sur l'autre main qui s'adapte aux régions auxquelles les pressions sont ainsi trans-

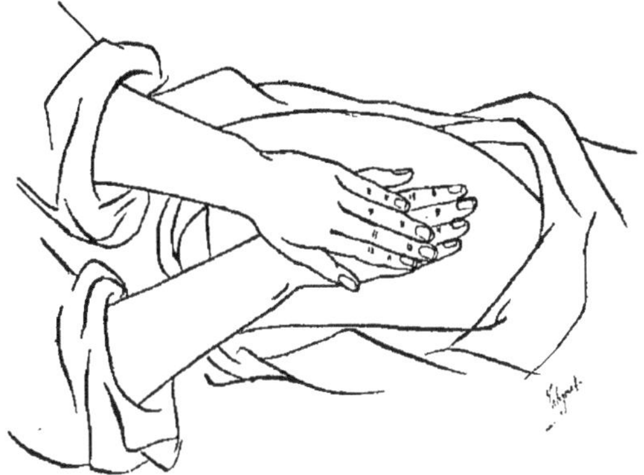

Fig. 3. — Pression avec les mains superposées.

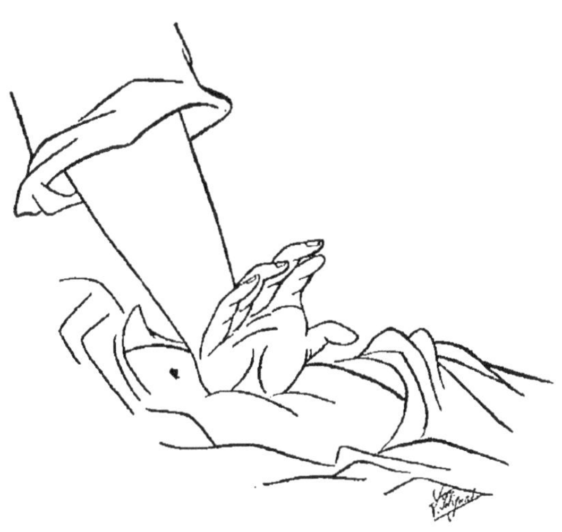

Fig. 4. — Pression avec le talon de la main.

mises. On peut encore pratiquer les pressions avec le talon de la main, les doigts étant relevés. Enfin, pour des pressions très profondes, on peut employer le poing fermé. Ce mode de massage agit surtout par influence mécanique. Il détermine

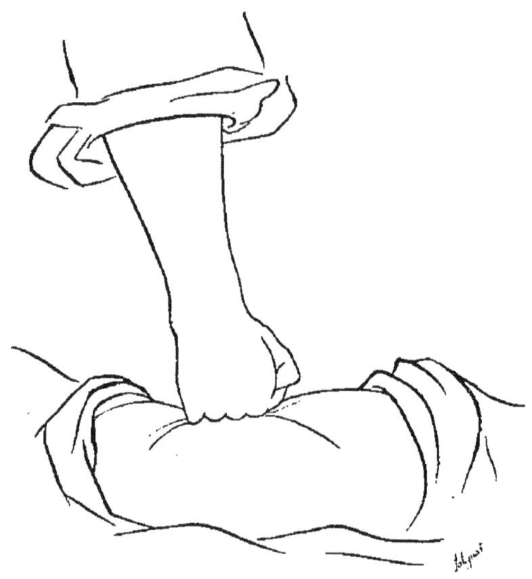

Fig. 5. — Pression avec le poing fermé.

aussi quelques légers réflexes par compression et décompression lentes des régions sur lesquelles il agit.

Percussion. — Les manœuvres de percussion pourront être exécutées avec la main à plat, venant frapper la surface cutanée, c'est le claquement. On peut encore les pratiquer avec le bord cubital de la main (hachure). Dans certains cas, on appliquera un doigt d'une main sur la région déterminée et on percutera avec les doigts rap-

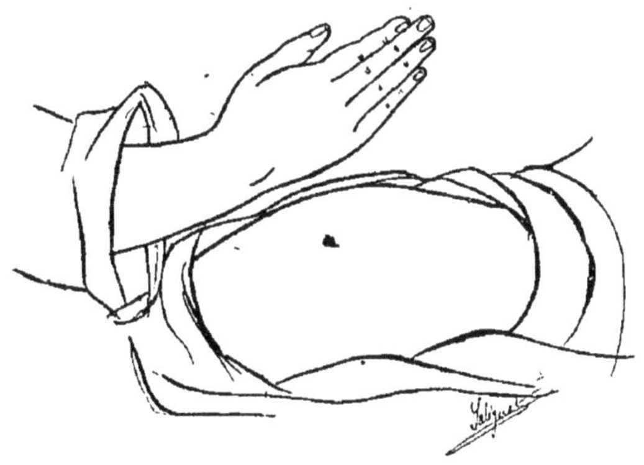

Fig. 6. — Percussion avec le bord cubital de la main (hachure).

prochés de l'autre main sur le doigt mis en place. La percussion s'effectue aussi avec le dos de la main, c'est le tapotement. Toutes ces diverses manipulations déterminent des effets réflexes excitants.

Pétrissage. — Le pétrissage de l'abdomen peut porter soit sur les parois, soit sur les viscères. On pétrit la paroi en saisissant une portion de cette paroi entre le pouce et les autres doigts de la main

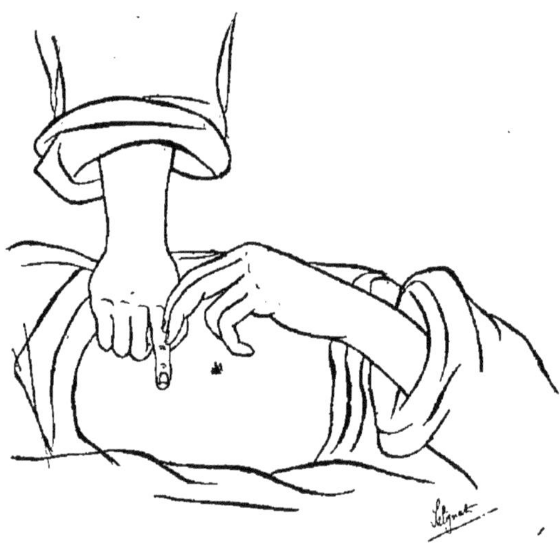

Fig. 7. — Percussion sur le doigt.

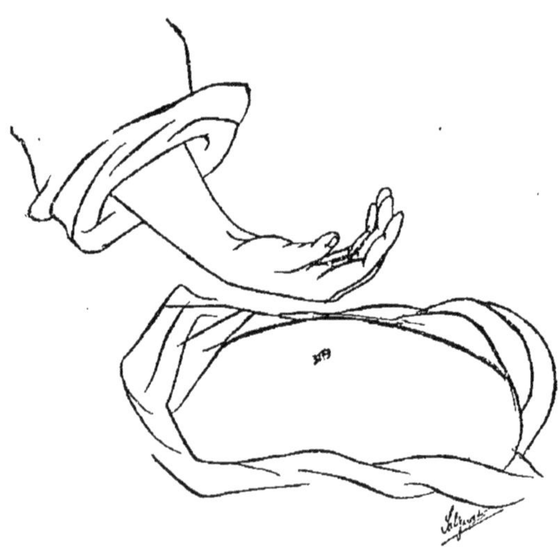

Fig. 8. — Tapotement, percussion avec le dos de la main.

et en exerçant tour à tour des manœuvres de compression et de relâchement.

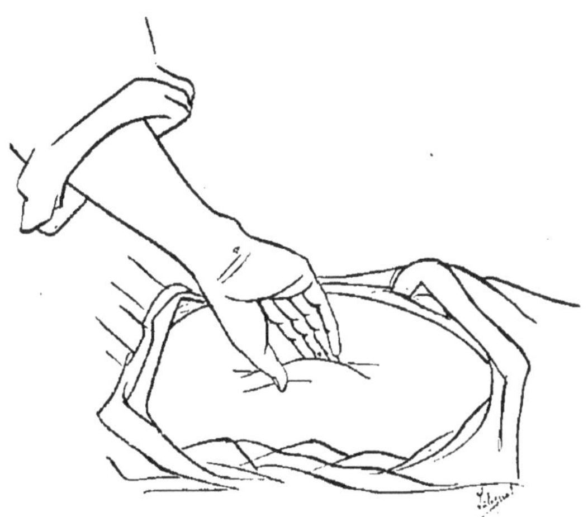

Fig. 9. — Pétrissage des muscles de la paroi.

Pour le pétrissage des viscères, on pourra employer les deux mains. On déprimera lentement avec chaque main la paroi abdominale et on cherchera à saisir entre les extrémités des doigts des deux mains opposées l'une à l'autre une portion des viscères profondément situés. Les pétrissages ont une double action : mécanique et réflexe ; cette dernière produit des effets excitants.

Vibrations. — Les vibrations pourront être exécutées avec la main à plat et animée d'un mouvement de tremblement rapide. Il sera le plus souvent préférable d'avoir recours à des appareils vibrateurs spéciaux.

Les vibrations superficielles ont un effet sédatif remarquable; elles permettent de lutter contre la douleur et contre la contracture. Elles ont une action mécanique et réflexe sur la circulation locale qu'elles stimulent, et cette action se fait sentir à distance sur la circulation du voisinage et sur la circulation générale.

Les vibrations profondes ont encore des effets sédatifs. Elles agissent sur la circulation de la même façon que les vibrations superficielles.

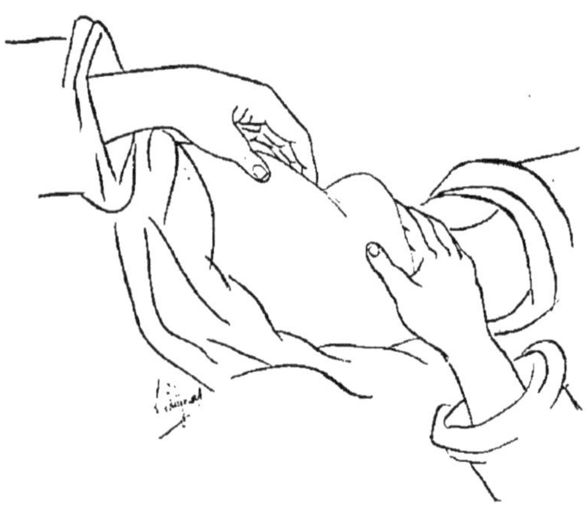

Fig. 10. — Pétrissage profond entre les extrémités digitales des deux mains.

Suivant la durée de leur application, elles ont des

effets calmants ou excitants qui portent sur l'élément musculaire, sur l'élément glandulaire et enfin sur le système nerveux.

A tous ces exercices passifs que nous venons d'indiquer, on pourra adjoindre quelques mouvements actifs.

Exercices actifs.— Il sera souvent indiqué, à la fin d'une séance de massage, de faire exécuter par le malade quelques exercices actifs des muscles de l'abdomen. On engagera le malade étendu à redresser la partie supérieure du tronc et à l'incliner sur le bassin préalablement immobilisé, en fixant la partie inférieure du corps. Cet exercice sera répété un nombre de fois variable et il aura une très grande influence, non seulement sur les parois abdominales, mais encore sur les organes que ces parois protègent.

Adjuvants. — Lorsque l'emploi de l'électricité et l'emploi de l'hydrothérapie seront indiqués, il ne faudra pas négliger les ressources qu'ils peuvent fournir.

Dans un grand nombre d'affections de l'abdomen, il faudra faire une place à part au régime alimentaire.

Enfin, dans tous les cas, il ne faudra jamais négliger l'hygiène et les exercices actifs (marche, gymnastique, sport).

CHAPITRE IV

Parois abdominales

Nous considérons la région de l'abdomen comme constituée par deux plans : un superficiel et un autre profond. Le plan superficiel est formé par les parois abdominales. Le plan profond comprend tous les organes contenus dans la cavité abdominale. En réalité, ces plans ne sont pas absolument indépendants l'un de l'autre. Ils sont en relation l'un avec l'autre par un système veineux important. De plus, ils luttent constamment entre eux par des forces opposées, les parois s'efforçant de contenir les viscères et les viscères pressant contre ces mêmes parois. Des troubles circulatoires survenant soit d'un côté, soit de l'autre, ou bien encore l'équilibre rompu par défaut d'énergie d'un côté ou par excès de pression de l'autre, retentiront donc à la fois sur les parois et sur les viscères de l'abdomen. Cependant, il y a toute une série d'affections dans lesquelles

les parois jouent un rôle très important et ce sont ces affections qui nous occuperont tout d'abord.

Hernies. —Les hernies peuvent être déterminées soit par excès de pression des viscères contre les parois abdominales, sous l'influence d'un effort violent, soit par l'insuffisance de ces parois devenues trop lâches. Mais, dans un cas comme dans l'autre, nous aurons surtout à nous occuper du rôle de la paroi. Le massage sera appliqué dans deux circonstances différentes : à la période d'état de la hernie, ou après la cure radicale de la hernie. Les hernies de force, qui sont provoquées par la pression exagérée des viscères, appartiennent à la chirurgie avant tout. Quant aux hernies de faiblesse, elles seront de préférence traitées par le massage. « Les hernies spontanées sont dues au défaut d'équilibre entre la pression des viscères et la résistance des parois abdominales. Sur un sujet bien constitué, ces deux forces se balancent exactement; mais que la pression des viscères soit momentanément augmentée au delà des limites des résistances des parois abdominales ou que celles-ci viennent à s'affaiblir par distension ou par toute autre cause, la hernie spontanée se constitue rapidement » (Peyrot). Si les parois étaient normales et si elles n'ont cédé que sous l'influence d'un effort momentané violent, on aura une hernie de force. Dans ce cas,on aura affaire à un sujet vigoureux ayant une paroi solide dans son ensemble et l'opération chirurgicale sera indiquée. Mais après l'opération et dès la cicatrisation de la plaie, on pourra commencer des manœuvres de massage graduées pour aider d'abord au rétablissement de la nutrition des parties traumatisées au cours de l'opération et ensuite pour fortifier la paroi refaite au niveau du trajet ancien de la hernie. S'il s'agit de stimuler la nutrition des tissus, on aura recours pendant quelques minutes aux manœuvres d'effleurage sur la région déterminée. Ce sont les seules manipulations que l'on pourra employer pendant les premières séances. Plus tard, et lorsque la cicatrice sera consolidée, on ajoutera aux effleurages, les frictions, les percussions et les pressions. Enfin, on pratiquera, vers la fin du traitement,des pétrissages des muscles de la paroi. La durée de chaque séance variera entre dix et vingt minutes. Il sera utile de faire pratiquer pendant assez longtemps, par le malade, des mouvements actifs de redressement du tronc et d'inclinaison sur le bassin. Si nous considérons le cas où la hernie s'est produite par suite de la faiblesse des parois, la conduite à tenir sera très différente. Une opération chirurgicale ne donnerait alors aucun résultat satisfaisant et risquerait de provoquer une éventration plus grave que la hernie. On maintiendra la hernie réduite avec un bandage bien appliqué et on fera chaque jour une séance de massage sur tout l'abdomen. On aura alors pour but de fortifier une paroi habituellement sans énergie et incapable de contenir les viscères. On se proposera de plus d'améliorer l'état général, en stimulant les fonctions générales de nutrition par le massage de l'abdomen. Si l'on n'obtient pas toujours la guérison complète de la hernie, du moins on diminue les troubles que cette affection détermine et on rend possible pour plus tard l'intervention chirurgicale. Dans le traitement des hernies de faiblesse par le massage, on pratiquera sur l'abdomen toutes les manipulations excitantes telles que : l'effleurage, la pression, la percussion, le pétrissage et la vibration.

Obésité. — L'obésité n'est pas une affection particulière à l'abdomen, c'est la conséquence d'un trouble de la nutrition générale, se manifestant par une accumulation de graisse dans toutes les régions du corps. Mais cette accumulation de graisse débute par les parois de l'abdomen, les malades prennent « le gros ventre », et plus tard elle détermine de nombreux troubles de la circulation dans cette région. Or le massage de l'abdomen, appliqué dans l'obésité, a une influence locale très importante et une influence générale sur la nutrition viciée. Il agit localement, en augmentant la circulation, en favorisant la résorption des graisses et en relevant la tonicité des muscles des parois abdominales. Son influence sur l'état général se manifeste par la régularisation de la circulation troublée, par l'augmentation des phénomènes d'oxydation et d'élimination qui sont ralentis. De plus, en agissant sur la nutrition générale, il permet d'éviter certaines complications de l'obésité: le diabète, la goutte, certaines néphrites et certains troubles du foie. Enfin il est nécessaire d'insister sur les dangers qui peuvent résulter, chez l'obèse, des troubles de la circulation et que le massage atténuera, en diminuant la stase sanguine et l'effort du cœur.

Pour le traitement de l'obésité, on emploie ordinairement certains régimes spéciaux ayant pour but de diminuer les uns la quantité des boissons les autres la quantité d'aliments solides. « La plupart reposent sur l'usage d'une ration insuffisante et peuvent alors avoir pour résultat d'affaiblir considérablement les malades » (Manquat). Du reste, ces différents régimes doivent être continués pendant un temps assez long et les malades finissent le plus souvent par abandonner leur traitement. On a employé pour la cure d'amaigrissement les capsules de corps thyroïde. Ce médicament a des effets incontestables et rapides, il pourra avoir ses indications dans certains cas. Néanmoins il demande une surveillance très attentive de la part du médecin, car il peut déterminer divers accidents qui sont : « des troubles circulatoires consistant en tachycardie, palpitations, arythmie, une élévation de température, des troubles nerveux consistant en céphalalgie, agitation, insomnie, plus tard faiblesse excessive, perte de connaissance, tremblements, et encore parésie, crises d'hystérie, etc., des troubles du côté de l'urine (polyurie, albuminurie, glycosurie), l'accélération de la respiration, etc. » (Manquat).

On a recours le plus habituellement au traitement par les exercices actifs (marche, sport, gymnastique).

Le principal bénéfice de la cure de l'obésité par l'exercice sera moins l'amaigrissement que l'amélioration des fonctions organiques. Le malade devient plus souple, plus vigoureux, la circulation devient plus intense et la nutrition est meilleure.

Dans certains cas, il serait dangereux de soumettre l'obèse à un exercice violent qu'il ne pourrait supporter. C'est alors que l'on a recours à la cure de terrain. Dans cette méthode de traitement, le malade doit exécuter des exercices de marche sur des terrains dont la pente est de plus en plus relevée, ce qui exige un développement de forces de plus en plus considérable.

Enfin il est des cas où le moindre exercice serait préjudiciable à l'obèse, et, dans ces cas, on n'aura pas d'autre ressource que le massage. « Si l'obésité est portée à un degré extrême, on devra commencer la cure d'entraînement par les mouvements passifs et par le massage. Le massage, comme le travail musculaire, augmente la désassimilation, active le cours du sang, excite, par effet réflexe, l'activité des centres nerveux ; il doit représenter le premier degré du traitement » (LAGRANGE).

On peut, dans le traitement de l'obésité, pratiquer le massage général, mais il est indispensable d'insister surtout sur le massage de l'abdomen. « Le massage doit porter, non seulement sur les régions trop grasses, mais encore, et surtout, sur le contenu abdominal, afin de modifier de cette façon la circulation dans les principaux organes qui y sont contenus et d'accélérer la sortie des déchets alimentaires.

Le massage contribuera à relever la nutrition viciée; le ralentissement de la nutrition, dit le professeur Bouchard, est la cause première de l'obésité, de même, du reste, qu'il est la cause première de toutes les maladies de la nutrition qui appartiennent à ce même groupe morbide.

Les manipulations modifieront l'état du système digestif, car, d'après le même auteur, il y aurait une obésité d'origine dyspeptique. La graisse, au lieu d'être dédoublée, serait absorbée en nature, à l'état de graisse neutre, mais la graisse neutre serait beaucoup plus difficilement oxydable que les acides gras résultant de leur dédoublement; elle se déposerait donc en nature dans le tissu cellulo-adipeux » (Hugon).

Le massage de l'abdomen, en agissant sur les organes du système digestif, déterminera une meilleure digestion des graisses.

On aura recours aux manipulations produisant des effets de circulation et des effets excitants : effleurages, pressions, percussions, pétrissages, vibrations. Au début, le massage profond sera difficile à exécuter. Cependant les pressions profondes avec les poings fermés permettront toujours d'agir sur la circulation des viscères abdominaux. Lorsque le ventre sera devenu plus souple et lorsqu'il sera diminué de volume, on pratiquera le pétrissage des muscles de la paroi et plus tard le pétrissage des viscères. Le massage ainsi pratiqué aura un effet direct sur la circulation des parois abdominales et sur celle des viscères, effet qui se fera sentir jusque dans la circulation générale. Il stimulera la nutrition du muscle par influence réflexe et augmentera la puissance de la fibre musculaire. Il ébranlera le système nerveux, en déterminant de puissants réflexes par la compression des plexus abdominaux, et provoquera une excitation des fonctions générales de l'organisme, se traduisant par une élimination plus abondante d'urée. Enfin, il agira sur les fonctions propres du tube digestif et déterminera un relèvement de ces fonctions digestives qui jouent un rôle si important dans l'obésité.

On pratiquera, chaque jour, une séance de massage d'une durée de quinze à vingt minutes, en commençant l'effleurage. Il sera utile de terminer par quelques exercices actifs de redressement du tronc, le sujet étant couché.

Il ne faudra pas négliger d'associer au massage, suivant les circonstances, les régimes spéciaux et l'entraînement par l'exercice.

CHAPITRE V

Estomac

L'estomac est une poche musculaire où s'accumulent les aliments, pour y subir un des temps les plus importants de la digestion. Son action sur les aliments est à la fois mécanique et chimique. Par la contraction musculaire de ses parois, il détermine une sorte de brassage. D'autre part, par les sécrétions de ses glandes, il provoque des transformations chimiques des matières ingérées. Du bon fonctionnement de ces deux facteurs : les mouvements et les sécrétions, dépend donc la bonne digestion des aliments. A l'état pathologique, on peut observer soit des troubles de la motricité, qui peut être augmentée ou diminuée, soit des troubles des sécrétions qui peuvent subir des modifications de quantité et de qualité. Ces différents troubles n'évoluent généralement pas séparément et ils retentissent le plus souvent les uns sur les autres. Enfin un autre élément, la douleur, qui parfois fait défaut, peut venir compliquer tous ces troubles. Par le massage, nous pourrons agir sur ces différents troubles des mouvements ou des sécrétions et combattre la douleur. La motricité de l'estomac est particulièrement atteinte dans les cas de dilatation. Quant aux troubles de sécrétion, ils peuvent être divisés en deux grands types chimiques : l'hyperchlorhydrie et l'hypochlorhydrie. Il faut encore signaler d'autres troubles des fonctions de l'estomac et qui paraissent dus surtout à une sensibilité particulière de la muqueuse, déterminant des réflexes exagérés sur la motricité de cet organe.

Dilatation de l'estomac. — « Les tuniques musculaires de l'estomac, par leur contraction, amènent le brassage des aliments mastiqués et insalivés et leur mélange intime avec les produits de sécrétion de la muqueuse stomacale. Elles ont un rôle plus important encore, qui est d'évacuer le contenu de l'organe dans le duodénum » (A. Mathieu).

Si la contraction des muscles de l'estomac est insuffisante, il en résultera des troubles divers de la digestion. Le mélange des aliments avec les sucs digestifs ne sera pas complet et l'action de ces derniers sera diminuée. De plus, au lieu de passer dans le duodénum, les aliments seront retenus dans l'estomac qui se laissera distendre, dilater. A l'état physiologique normal, l'arrivée des aliments dans l'estomac provoque la sécrétion des glandes des parois, mais cette excitation cesse quelques heures après, lorsque le contenu stomacal passe dans le duodénum. Chez les dilatés, au contraire, cette excitation dure plus longtemps, et parfois indéfiniment, par suite de la présence prolongée des aliments dans l'estomac. Sous l'influence de cette hypersécrétion, les glandes s'épuisent, leur fonctionnement s'altère et il en résulte des troubles du chimisme habituel. Par suite de la stase continue des aliments, d'autres troubles apparaissent et ils sont dus au développement exagéré des fermentations de la digestion.

Il est des cas où la dilatation est due à un obstacle mécanique, d'origine organique, mais nous ne nous occuperons pas de ces cas, qui bénéficieraient peu du massage.

Dans les autres cas de dilatation, on retrouve fréquemment l'élément nerveux et les malades sont le plus souvent des neurasthéniques. Dans ces cas, le massage sera utile pour combattre les symptômes de la dilatation et pour modifier la tonicité des parois musculaires. « Comme traitement rationnel à opposer à ces trois symptômes principaux de la maladie : ralentissement de la digestion, fermentation par présence de résidus alimentaires, atonie gastrique, il nous paraît indiqué de conseiller le massage de l'estomac, sous ses trois principales formes :

Massage digestif excitant,

Massage évacuateur profond,

Massage modificateur, tonique, excitant et profond » (Cautru).

On divise encore le massage de l'estomac en massage snperficiel et massage profond. Pour le massage digestif excitant, on aura recours au massage superficiel excitant. Les manœuvres consisteront en effleurages légers et en tapotements de la région épigastrique, pratiqués pendant la digestion, à une période assez rapprochée des repas. On conseille de pratiquer ces manipulations en se dirigeant du cardia vers le pylore.

L'effleurage doit être exécuté lentement. « Ce massage superficiel, ainsi compris, occasionne en effet une sorte de chatouillement plutôt désagréable, dont l'action réflexe aboutit à un triple résultat :

« Elle excite lentement le muscle de l'estomac

et provoque, d'une part, les contractions péristaltiques et antipéristaltiques de cet organe, facilitant ainsi le brassage des aliments ingérés ; d'autre part, en activant la sécrétion glandulaire, elle contribue à rétablir la fonction sécrétoire abolie ou ralentie de cet organe ; la troisième action est de provoquer également un réflexe cutané qui amène une contraction quelquefois spasmodique des muscles de l'abdomen, surtout quand on descend dans la région hypogastrique, près du pli de l'aine. Ces contractions peuvent provoquer, chez les sujets nerveux, une véritable crampe. Cette action musculaire pourra être un adjuvant au massage profond » (Cautru). Le résultat du massage excitant superficiel de l'estomac sera de relever les deux facteurs de la digestion stomacale : mécanique et chimique, et d'améliorer l'acte digestif total.

Pour les deux autres genres de massage, dans la dilatation de l'estomac, on s'adressera au massage profond, et les manœuvres seront différentes, selon qu'il s'agira de vider l'estomac ou de le tonifier.

Pour le massage évacuateur profond, on aura recours aux pressions pratiquées avec le talon de la main, ou avec les extrémités des doigts, ou encore avec le poing fermé. Ces pressions seront lentes, progressives et interrompues. Elles seront dirigées du cardia vers le pylore. Dix minutes suffisent habituellement pour vider le contenu de l'estomac dans le duodénum, à travers le pylore. Par ce genre de massage, on cherche à libérer l'estomac de l'action nuisible pour ses parois des résidus de la digestion. Nous empruntons au petit manuel du Dr Hugon un autre genre de massage évacuateur avec l'eau de Vichy. « Voici une manière de pratiquer les lavages que j'ai employée avec de bons résultats et qui a été décrite avec quelques différences de détail insignifiant par le docteur Bourcart. Je fais avaler au malade, au moment où il est prêt pour le massage, un verre d'eau de Vichy tiède ou chaude (l'eau froide excitant la sécrétion chlorhydrique), ou un verre d'eau bicarbonatée ; plaçant alors ma main droite au niveau du cul-de-sac, j'agite le contenu de l'estomac comme si je voulais « rincer une outre » ; au bout de quelques minutes, je passe à un massage demi-circulaire très doux de la région pylorique, destiné à amener un relâchement du spasme musculaire ; puis lorsque je juge le moment opportun arrivé, je place mes deux mains ou une seule main sur l'estomac et, le soulevant dans une direction oblique vers la droite, c'est-à-dire en le refoulant du côté du diaphragme et obliquement du côté du pylore, je cherche à le vider dans l'intestin par une série de mouvements de trépidations très rapides.

« Dans la majorité des cas et lorsque l'estomac est bien préparé, on arrive, dans l'espace de 5 à 10 minutes, à le vider dans l'intestin...

« L'emploi d'une eau alcaline a pour avantage de dissoudre les mucosités qui tapissent les parois de l'estomac ; le rinçage seul de l'estomac avec une eau fortement bicarbonatée permet à la muqueuse de fonctionner plus parfaitement, même si le contenu n'est pas expulsé à bref délai » (Hugon).

Le massage évacuateur profond sera pratiqué à une période assez éloignée des repas pour ne pas priver la digestion de la quantité d'aliments qui lui est nécessaire.

Pour le massage profond excitant, on se sert des percussions et des pétrissages. On peut percuter la région épigastrique avec le bord cubital de la main, en exécutant une série de chocs plus ou moins rapides. On peut encore appliquer le médius de la main gauche sur la région et frapper fortement à coups successifs avec deux ou trois doigts de la main droite sur le doigt mis en place.

Pour faire le pétrissage de l'estomac, il faut déprimer lentement les parois abdominales, puis chercher à saisir l'estomac entre les extrémités des doigts des deux mains un peu écartées l'une de l'autre. On agit comme si on voulait le pincer profondément entre les extrémités digitales des deux mains. Ce massage a une action mécanique sur la circulation locale. Par les réflexes qu'il détermine, il a une influence sur la circulation locale et générale, il stimule la contractilité musculaire et modifie la nutrition des tissus ; enfin il provoque la sécrétion des glandes.

Ce massage sera d'une grande utilité et devra être pratiqué avant les repas. Il aura alors un autre résultat qui sera de stimuler l'appétit.

C'est par lui que l'on agira sur la cause même de la dilatation, c'est-à-dire sur l'atonie de la fibre musculaire, probablement due à l'épuisement nerveux.

Il ne faudra pas négliger, dans le traitement de la dilatation de l'estomac, d'agir sur l'intestin. En effet, la constipation est fréquente chez les dilatés et dans tous les cas le mauvais fonctionnement de l'estomac retentit sur l'intestin.

Hyperchlorhydrie. — Le traitement des gastrites anciennes, des gastrites chroniques, a été profondément modifié dans ces dernières années. On connaît mieux les modifications pathologiques des tuniques de l'estomac et les expériences de laboratoire ont permis de faire une classification chimique des dyspepsies. Enfin on a signalé l'influence nuisible de l'abus des médicaments dans le traitement de la gastrite chronique et l'on revient de préférence aux moyens thérapeutiques physiques. « Les recherches contemporaines ont encore eu pour conséquence de démontrer de façon péremptoire que la plupart des gastropathies graves et rebelles étaient des gastropathies aggravées, modifiées dans un sens défavorable par l'abus des médicaments ; aussi a-t-on été conduit peu à peu à réduire à leur simple expression le nombre des médicaments réellement efficaces dans les gastropathies. Elles ont, au contraire, attribué une importance capitale aux moyens hygiéniques, notamment à l'hydrothérapie, au massage, dont on a pû contrôler expérimentalement les effets sur la sécrétion et la motricité » (G. Lyon).

Les différentes gastrites chroniques peuvent être divisées en deux grandes classes, d'après leur type chimique prédominant : les gastrites hyperchlorhydriques et les gastrites hypochlorhydriques.

Le premier type, hyperchlorhydrique, est caractérisé par l'hypersécrétion de l'acide chlorhydrique du suc gastrique.

L'hypersécrétion peut être le seul symptôme, mais bien souvent il s'y joint des douleurs très vives. Enfin, la motricité de l'estomac peut être troublée, le plus souvent elle est diminuée. « Lorsqu'on a vu un certain nombre d'hyperpeptiques, on s'aperçoit vite que les médications ordinaires restent la plupart du temps impuissantes à les améliorer. Seul un régime approprié et l'usage des alcalins à haute dose (bicarbonate de soude) agissent, dans la mesure de leurs moyens ; les autres médicaments augmentent l'irritation de la muqueuse » (Cautru). A côté du régime et de l'emploi du bicarbonate de soude, il faut faire une place importante aux agents thérapeutiques physiques. On aura recours à l'hydrothérapie, à l'électricité et au massage. Dans tous les cas où la motricité de l'estomac sera exagérée et où il y aura accélération de la digestion, le massage de l'abdomen devra être évité. « Pour retirer du massage de l'estomac tous les avantages qu'on est en droit d'en attendre dans ce type chimique, il sera de la plus haute importance d'employer une technique bien appropriée et variable suivant le moment de la digestion où le massage sera appliqué.

Le massage sédatif jouera ici un rôle prépondérant puisqu'il s'agit de calmer un réflexe exagéré.

Lorsque le massage sera fait pendant la première période de la digestion, le plus souvent douloureuse, on emploiera le massage superficiel sédatif; plus tard, soit trois ou quatre heures après le repas, alors qu'il s'est développé des fermentations anormales et que l'estomac épuisé n'a pu expulser les résidus alimentaires de la digestion, un massage plus profond, sédatif d'abord, évacuateur ensuite, est indiqué, enfin, dans l'intervalle des digestions, alors que l'estomac est à jeun, le massage sera tonique et modificateur des éléments anatomiques, le tube gastro-intestinal devant être considéré d'une part comme un muscle et d'autre part comme une nappe glandulaire auxquels il s'agira de rendre, par une gymnastique passive, leurs propriétés anatomo-physiologiques » (CAUTRU).

Le Dr CAUTRU est revenu sur cette question du massage dans l'hyperchlorhydrie. On peut toujours employer le massage superficiel comme calmant contre la douleur, mais pour le massage profond il est absolument contre-indiqué chez les sujets nerveux et il ne pourra rendre des services que chez les sujets congestifs chez lesquels les troubles de la circulation prédominent.

Pour le massage sédatif superficiel, on aura recours aux frictions et aux effleurages. Dans le massage sédatif profond, on s'adressera aux pressions et on les pratiquera avec le plus de douceur possible et en appuyant progressivement. Lorsqu'il s'agira d'expulser les résidus de la digestion, on aura recours aux manœuvres déjà indiquées, c'est-à-dire aux pressions dirigées du cardia vers le pylore. Enfin on pratiquera quelques percussions faibles et quelques vibrations pour modifier l'état anatomique des parois par quelques excitations pas trop irritantes.

La gastrite hyperchlorhydrique est accompagnée de troubles des fonctions de l'intestin et il ne faudra jamais négliger de faire quelques manipulations sur tout l'abdomen.

Hypochlorhydrie. — Les gastrites hypochlorhydriques sont caractérisées par la diminution des proportions d'acide chlorhydrique contenu dans le suc gastrique. Lorsque cet acide a complètement disparu, il y a apepsie. Les gastrites que nous étudions succèdent le plus souvent à l'hyperchlorhydrie et correspondent à l'épuisement, puis à l'atrophie des glandes, sous l'influence des mêmes excitations répétées. Nous ne pouvons rappeler ici toutes les causes qui peuvent entretenir et aggraver les gastrites, mais nous ferons remarquer que ces affections correspondent souvent avec des affections des autres organes de l'abdomen et avec des troubles de l'état général. Cette remarque a son importance au point de vue particulier qui nous occupe, car le massage, en agissant sur tous les organes de l'abdomen et sur la nutrition générale, contribuera puissamment à la guérison de la gastrite. « La dyspepsie est habituelle dans les affections du foie et des voies biliaires, notamment dans la lithiase : enfin elle est la conséquence inévitable des affections intestinales ; les maladies de l'estomac retentissent sur l'intestin et réciproquement celles de l'intestin se répercutent du côté de l'estomac. La ptose des viscères abdominaux (rein mobile, entéroptose) est une cause fréquente de dyspepsie. Il en est de même de la constipation habituelle, des hernies et notamment des hernies épiploïques susombilicales, des hémorroïdes, etc.

La dyspepsie des urinaires, celle des femmes atteintes d'affections utéro-ovariennes sont connues depuis longtemps » (G. LYON). Mais revenons à la gastrite hypopeptique et voyons quels sont les troubles qu'elle détermine. En arrivant dans l'estomac les aliments ne provoquent plus avec la même intensité l'acte réflexe qui détermine la sécrétion glandulaire. D'autre part, l'estomac est le plus souvent dilaté, et, par suite de l'atonie de ses parois musculaires, les contractions péristaltiques et antipéristaltiques sont plus ou moins diminuées. Il en résulte des digestions longues, pénibles, accompagnées de ballonnement du ventre et de congestion de la face. Les symptômes douloureux, lorsqu'ils existent, sont généralement moins accusés que dans l'hyperchlorhydrie, les malades éprouvent surtout des sensations de pesanteur. Enfin cet état retentit très rapidement sur l'intestin, car l'acte digestif, inachevé dans l'estomac, va se compléter dans l'intestin. « Dans certains cas même, dans l'apepsie par exemple, l'intestin est appelé à remplacer l'estomac dans ses fonctions digestives. M. le Pr HAYEM, qui attire l'attention sur ce fait, insiste ailleurs sur cette solidarité réciproque des troubles de l'intestin et de l'estomac : « Tous les états gastropathiques, dit M. HAYEM, peuvent, en retentissant sur les fonctions intestinales, se compliquer de constipation. Quand la constipation est prédominante, le malade est hypopeptique » (CAUTRU). En résumé, dans l'hypopepsie, la sécrétion glandulaire est diminuée, les contractions musculaires sont insuffisantes et l'intestin subit l'influence du passage des aliments mal digérés. Le massage aura pour indications d'exciter la sécrétion, de tonifier les parois musculaires de l'estomac et d'améliorer les fonctions de l'intestin.

« Dans tous les cas de digestion ralentie, s'accompagnant de sensation de pesanteur, de ballonnement, de douleur même quelquefois, le massage, fait sitôt après le repas, active la digestion et dans quelques cas, si le repas a été léger, fait reparaître la sensation de faim » (CAUTRU).

Pour ce massage digestif, on aura recours au massage superficiel excitant, c'est-à-dire aux effleurages, qui provoqueront la sécrétion glandulaire et la contraction des parois musculaires, en même temps qu'ils calmeront la douleur. Dans les cas où le passage des aliments dans l'intestin sera trop rapide, ce massage superficiel retiendra les aliments dans l'estomac.

Le Dr CAUTRU a démontré que le massage détermine une sécrétion plus abondante des glandes de l'estomac et modifie d'une façon favorable le chimisme gastrique. Pour lui, il faut masser lorsque le rapport entre le chiffre de l'acide chlorhydrique libre et celui du chlore combiné organique est de 4 et au-dessus. Le massage a pour résultat de rapprocher cette formule du chimisme de la normale qui est de 1 à 4.

On aura recours au massage profond excitant à une période assez éloignée des repas. On combattra l'atonie des parois musculaires et la dilatation fréquente par des manœuvres de pression, de percussion, de pétrissage et de vibration.

Le massage devra porter encore sur l'intestin pour combattre les phénomènes de la constipation, si fréquente dans l'hypopepsie. Si, en même temps que la gastrite, on constate une des nombreuses affections des organes abdominaux que nous avons signalées et qui peuvent entretenir les troubles digestifs, on agira sur les organes atteints par le massage.

Enfin il ne faudra jamais négliger de faire suivre au malade le régime qui lui convient et d'avoir recours à l'hydrothérapie, à l'électricité et à l'hygiène.

Vomissements nerveux. — Nous plaçons à part certains troubles nerveux de l'estomac, qui ont une influence indirecte sur la digestion. Tels sont les vomissements incoercibles de la grossesse, tels sont encore les autres vomissements nerveux que l'on peut rencontrer chez les hystériques, chez les neurasthéniques et chez les adolescents. Ces vomissements sont dus à une sensibilité exagérée de la muqueuse stomacale et ils troublent la digestion par la difficulté de faire conserver aux malades une quantité suffisante d'aliments dans l'estomac.

Dans les vomissements incoercibles de la grossesse, comme aussi dans tous les autres vomissements dont nous avons parlé, ce qui domine, c'est l'état nerveux des malades.

Dans tous ces différents cas, on pratiquera le massage sur la région épigastrique aussitôt après l'ingestion des aliments. Il faudra avoir recours au massage superficiel sédatif par les effleurages. Ces manœuvres devront être continuées pendant un temps assez long. On surveillera l'alimentation, on ne donnera que de petites quantités d'aliments à la fois.

Enfin il faudra employer les divers agents thérapeutiques capables de modifier l'état nerveux général (douches, électricité, etc.).

Les seules contre-indications au massage de l'estomac sont l'inflammation aiguë ou subaiguë, l'ulcère et le cancer, l'accélération de l'évolution digestive.

CHAPITRE VI

Intestin

La digestion des aliments n'est pas achevée dans l'estomac, elle se complète dans l'intestin. Nous savons que, dans certains cas, l'intestin supplée jusqu'à un certain point à la digestion stomacale insuffisante. Les affections de l'estomac ont donc toujours un retentissement sur les fonctions de l'intestin. Bien plus, les troubles de l'intestin influencent à leur tour l'estomac, et, si l'action irritante des médicaments vient s'y adjoindre, les troubles vont s'aggravant d'un côté comme de l'autre. « Nous avons souvent observé également des malades habituellement constipés, qui éprouvent secondairement, après être restés quelques jours sans aller à la selle, des troubles digestifs tels que : perte de l'appétit, sensation de pesanteur au creux épigastrique, renvois, nausées, dégoût des aliments, etc. Ils prennent alors un de ces nombreux médicaments que la pharmacie multiplie à plaisir et qui n'a le plus souvent pour résultat que de supprimer momentanément l'effet, en laissant subsister la cause. Au bout d'un certain temps, la constipation augmentant, les doses sont augmentées aussi et une véritable gastrite d'origine médicamenteuse ne tarde pas à survenir. C'est dans cet état que l'on rencontre un grand nombre de dyspeptiques. L'hygiène et l'emploi des agents physiques viennent utilement au secours des malades pour les faire sortir de ce cercle vicieux » (Cautru). Or, parmi ces agents physiques, une place très importante doit être donnée au massage. Grâce à lui, on pourra agir sur les diverses fonctions de l'intestin, qui, comme celles de l'estomac, sont principalement : les mouvements et les sécrétions. L'exagération des mouvements péristaltiques de l'intestin a pour conséquence la diarrhée ; la diminution de ces mêmes mouvements a pour effet la constipation. Ces deux grands symptômes : constipation et diarrhée, sont accompagnés de différents troubles de la sécrétion, qui peuvent être soit le résultat, soit la cause des troubles de la motricité. Le massage de l'intestin ne sera indiqué pour remédier à ces troubles fonctionnels que dans les cas chroniques. Il sera utile dans la constipation habituelle, dans certaines formes d'occlusion intestinale et dans l'entérite muco-membraneuse.

Constipation habituelle. — « La constipation est essentiellement constituée par la stase des matières fécales dans l'intestin : cette stase amène, à un degré variable, leur durcissement par dessiccation et, par conséquent, la diminution de la quantité d'eau éliminée par l'intestin. C'est le contraire de ce qui se produit dans la diarrhée vraie, où il y a augmentation de la quantité d'eau évacuée par la voie rectale » (A. Mathieu). La constipation peut être accidentelle, symptomatique ou habituelle. Nous n'avons à nous occuper que de la constipation habituelle, de cette constipation qui est surtout fréquente chez les neuro-arthritiques, et qui est si rebelle aux divers médicaments. Elle peut être due soit à l'atonie, soit au spasme du côlon. Elle est souvent la cause de nombreux troubles dyspeptiques et nerveux. Quelquefois, elle passe presque inaperçue, d'autres fois elle détermine de nombreuses crises douloureuses.

Très souvent la guérison de la constipation habituelle est demandée aux purgatifs, mais l'action du médicament étant passagère, il n'en résulte aucune amélioration dans la suite. Le plus souvent, au contraire, il y a aggravation de la maladie, surtout causée par l'emploi répété de médicaments irritants pour les muqueuses de l'estomac et de l'intestin. « L'usage répété, continu, prolongé des laxatifs n'est pas sans inconvénient ; ces substances produisent au passage une irritation plus ou moins vive de l'estomac ; elles amènent aussi une irritation marquée de la muqueuse intestinale, et il est vraisemblable que, dans les cas si fréquents où il existe de la constipation par spasme du côlon, ce spasme se trouve augmenté. Pour toutes ces raisons, on en est arrivé à chercher la guérison de la constipation habituelle dans une hygiène mieux comprise et dans l'emploi exclusif de moyens d'ordre physique, comme le massage, l'hydrothérapie, la gymnastique suédoise ; il faut dire que les résultats obtenus ont été des plus encourageants » (A. Mathieu).

Le massage de l'intestin, appliqué au traitement de la constipation habituelle, aura des effets divers. Il agira d'une façon toute mécanique sur les troubles de la circulation mésentérique et sur la stase des matières dans l'intestin. Par son action sur le système nerveux, il diminuera le spasme de l'intestin ou bien, au contraire, stimulera la contraction de ses parois musculaires. Il modifiera encore les sécrétions glandulaires et favorisera l'écoulement de la bile et du suc pancréatique.

Dans le traitement de la constipation, les manœuvres de massage devront agir avec la plus grande douceur. S'il y a de la douleur, on aura recours aux frictions et aux effleurages avant de commencer le massage profond. On passera ensuite au pétrissage des parois abdominales.

Pour le massage profond de l'intestin, on s'adressera de préférence aux pressions qui seront progressives. On commencera par les pressions exécutées avec les deux mains superposées, puis on aura recours aux pressions plus profondes avec le poing fermé. On fera ces pressions sur tout le trajet du côlon, en commençant dans la fosse iliaque droite et en avançant lentement par manœuvres interrompues. Il sera utile de pratiquer des vibrations sur tout le côlon, surtout dans les cas de spasme. Lorsqu'il y aura au contraire atonie des parois musculaires, on aura recours aux percussions et aux pétrissages. Les percussions seront exécutées avec le bord cubital de la main. Pour pétrir l'intestin, on cherchera à le saisir entre les extrémités des doigts de chaque main et à le pincer profondément. On commencera dans la fosse iliaque droite, on suivra ensuite le côlon ascendant, puis le côlon transverse, enfin le côlon descendant et l'S iliaque.

Il sera nécessaire de terminer chaque séance par un massage général de l'abdomen, en insistant particulièrement sur l'estomac et sur l'intestin grêle. Chaque séance aura une durée de 15 à 20 minutes. On fera une séance tous les jours ou tous les deux jours. L'amélioration est parfois rapide, d'autres fois le traitement doit être prolongé. En général trois à quatre semaines suffisent.

Occlusion intestinale. — Les cas d'occlusion intestinale, où le massage pourra être employé, sont ceux qui sont causés par l'arrêt de calculs biliaires ou intestinaux, par la stase des matières fécales. Nous avons cité, en tête de cet ouvrage, un cas d'obstruction intestinale de ce genre, traité par HIPPOCRATE et guéri. Depuis cette époque, on a eu souvent recours au massage pour lever l'obstacle provoqué par la rétention des matières contenues dans l'intestin. De nos jours, on a plus volontiers recours aux irrigations forcées et aux lavements électriques. Cependant, il est des cas où ces moyens n'auront donné aucun résultat et on pourra alors essayer le massage. « Dans le cas où le diagnostic :

occlusion intestinale due à l'accumulation de matières stercorales durcies, est nettement établi, le massage peut être d'un utile secours pour rétablir le cours normal du contenu de l'intestin. Dans trois cas, j'ai pu reconnaître l'existence d'une masse cylindrique, assez dépressible, ayant pour siège le côlon transverse à sa partie moyenne (2 premiers cas), le coude formé par l'extrémité gauche du côlon transverse et l'origine du côlon descendant (dans le 3e cas). Les purgatifs, les irrigations forcées, les lavements d'eau de seltz, l'électricité avaient été employés sans résultat; l'intervention chirurgicale paraissait l'unique ressource. Il a suffi d'un ou deux massages soutenus et progressifs, d'une durée totale de trois quarts d'heure environ, pour déterminer la propulsion des matières vers la partie voisine et leur expulsion ultérieure, suivie de la cessation complète des accidents » (BERNE).

Entérite muco-membraneuse. — « La colite muco-membraneuse est caractérisée par trois ordres de symptômes : 1° une constipation en général opiniâtre ; 2° l'élimination par les selles de mucosités qui tendent à se concréter et à prendre l'aspect de membranes plus ou moins étendues; 3° des douleurs procédant souvent par crises plus ou moins intenses ; elles accompagnent, en général, l'élimination des productions mucineuses et surtout des membranes » (A. MATHIEU).

Chez les malades, porteurs de cette affection, la constipation est la règle. De temps en temps il y a de véritables diarrhées, mais cela est dû à l'irritation trop intense de l'intestin et la constipation revient aussitôt après. Durant la période de constipation, les malades expulsent des matières durcies, parfois de forme ovillée et recouvertes d'un enduit blanchâtre semblable à des peaux. Cet enduit n'est autre chose que du mucus et il est l'indice du trouble fonctionnel des glandes intestinales. L'exploration de l'abdomen démontre le plus souvent la présence de la corde colique due au spasme du côlon. En effet, cette affection est liée le plus souvent à la contracture spasmodique de l'intestin et elle apparaît surtout chez les neuro-arthritiques. On a constaté encore sa fréquence plus grande chez les femmes, à cause de leurs habitudes plus sédentaires, de leur tendance plus marquée au nervosisme et enfin de l'influence des lésions utéro-annexielles sur l'intestin. La colite muco-membraneuse est souvent accompagnée d'entéroptose, de néphroptose ou d'hépatoptose. Elle détermine fréquemment des troubles dyspeptiques et des troubles nerveux.

Dans le traitement de la colite muco-membraneuse, on aura pour but de combattre la constipation, de modifier les sécrétions intestinales, de diminuer le spasme de l'intestin et de calmer la douleur. On se proposera encore d'agir sur l'état général pour diminuer le nervosisme et relever la nutrition troublée.

En s'adressant au massage, on évitera d'employer les manipulations trop excitantes. Pour combattre la douleur, on fera usage de frictions et d'effleurages. On agira contre la constipation par des pressions lentes et graduées. Le massage vibratoire rendra de grands services pour combattre le spasme du côlon. Nous ferons observer que les vibrations prolongées plus de 2 ou 3 minutes ont des effets excitants et qu'on devra les faire courtes, afin d'obtenir des effets calmants. On terminera la séance par un massage général de l'abdomen, afin de relever la nutrition.

On aura recours en outre au traitement spécial de l'état nerveux.

Diarrhée chronique. — Le massage de l'abdomen a été employé avec succès dans le traitement de la diarrhée chronique. Il aurait pour résultat de diminuer les gaz intestinaux et de provoquer leur expulsion. Il agirait sur les mouvements de l'intestin et de l'estomac qu'il régulariserait.

Il stimulerait les fonctions des parois intestinales et augmenterait l'absorption par la muqueuse intestinale.

Il aurait encore une influence salutaire par ses effets sur la circulation générale et par l'augmentation des fonctions hépatiques.

« Dans la diarrhée chronique, le massage donne de très brillants résultats. J'ai vu chez des malades apeptiques, ayant de la diarrhée depuis 2, 8 et même 12 ans, celle-ci s'arrêter après 20 ou 30 massages. Le ventre était quelquefois douloureux, surtout au niveau du cæcum, il faut pratiquer des manœuvres douces au début, ne jamais employer les hachures et user beaucoup des vibrations.

« La diarrhée des hyperchlorhydriques névropathes est tributaire des eaux de Plombières, le massage ne leur réussit que rarement » (Cautru).

En terminant, nous devons mentionner quelques cas où le massage de l'intestin sera contre-indiqué. Il faudra rejeter l'emploi du massage dans toutes les inflammations aiguës ou subaiguës, dans les cas de kystes de l'abdomen, dans la grossesse, dans les cas d'ulcère et de cancer.

CHAPITRE VII

Foie

Le foie est intimement uni, par son fonctionnement et par la circulation de la veine porte, aux organes digestifs. Il subit constamment l'influence des différents troubles dyspeptiques et intestinaux et, de son côté, il n'est aucune modification de ses propres fonctions qui ne retentisse sur l'estomac et sur l'intestin. Cela explique que, dans le traitement des affections du foie, on cherche à agir non seulement localement sur la glande hépatique, mais aussi sur le tube digestif tout entier. Dans les diverses congestions hépatiques, si nombreuses, il sera toujours indiqué de diminuer la stase dans le système porte, en agissant sur la circulation des organes digestifs. On s'efforcera de lutter contre la constipation, entretenue par le mauvais fonctionnement du foie. Enfin, dans quelques cas, il faudra surtout agir localement pour stimuler la sécrétion biliaire.

Chez les hépatiques, on emploiera le massage, seulement dans certaines affections chroniques : congestions, cirrhoses, lithiase biliaire. Cependant, après la disparition des états aigus, le massage aura son utilité pour rétablir le cours du sang dans la veine porte et pour assurer le bon fonctionnement de l'intestin.

Congestion hépatique. — Les congestions hépatiques d'origine infectieuse ne seront traitées par le massage qu'après la disparition des accidents aigus. Il sera prudent alors de pratiquer le massage de tout l'abdomen à l'exclusion de la région hépatique. Dans les autres cas de congestion hépatique, soit à la suite de troubles cardiaques, soit à l'occasion d'accidents dyspeptiques, soit enfin comme complication chez les dyscrasiques, le massage pourra porter non seulement sur l'abdomen, mais sur le foie lui-même. « On commence par malaxer l'ensemble de l'abdomen, c'est-à-dire la région qui correspond à la masse intestinale. Puis on passe la main par une simple friction sur la région hépatique, on malaxe les téguments qui recouvrent l'engorgement, puis plus profondément le foie lui-même par des pressions de plus en plus profondes, alternant avec des percussions à petits coups, exercées avec la face palmaire des doigts. On arrive successivement à pétrir le foie lui-même et à soulever son bord inférieur en le saisissant à pleine main » (Durand-Fardel).

Le massage local a pour but alors d'augmenter la circulation intra-hépatique et de stimuler les fonctions biliaires. Quant au massage général de l'abdomen, il a pour effets : d'agir sur la circulation des viscères et d'atteindre ainsi indirectement la circulation du foie, de combattre les accidents dyspeptiques et d'assurer le libre fonctionnement de l'intestin.

Le massage de l'abdomen influe encore sur l'état général : il régularise la circulation, il augmente la diurèse et favorise l'élimination des produits toxiques, enfin il relève la nutrition qui est diminuée, principalement chez les dyscrasiques.

Le massage sera associé à l'emploi de divers médicaments, au traitement par un régime approprié par l'hydrothérapie, par les eaux alcalines (Vichy).

Cirrhoses. — Le massage, appliqué au traitement des différentes variétés de cirrhoses, n'aura pas pour but de supprimer la lésion, mais seulement de combattre certaines complications déterminées par ces affections. La cirrhose, en diminuant la perméabilité hépatique, détermine la stase veineuse dans tous les organes qui dépendent de la veine porte. Le massage de ces organes fera diminuer cette stase. C'est encore à lui qu'on s'adressera pour combattre les troubles dyspeptiques et la constipation, habituels dans les cirrhoses. Le massage sera contre-indiqué dans les cirrhoses infectieuses à la période aiguë. Il sera contre-indiqué également lorsqu'il y aura tendance aux hémorragies.

On exécutera sur tout l'abdomen et sur la région hépatique une série d'effleurages, de percussions et de vibrations. On s'efforcera d'agir profondément sur les viscères par des pressions et des pétrissages.

Enfin le régime lacté, l'eau de Vichy et l'hydrothérapie seront associés à l'emploi du massage.

Lithiase biliaire. — Dans la lithiase biliaire, le massage peut être pratiqué en dehors des crises ou pendant la colique hépatique. Les individus prédisposés à la lithiase sont des arthritiques. Chez eux, il y a ralentissement des fonctions de nutrition et il est indiqué de combattre cet état général par un régime spécial, par des exercices actifs et par le massage. On insistera alors surtout sur le massage de l'abdomen à cause de son influence particulière sur la nutrition générale. Outre l'influence diathésique, la lithiase biliaire comprend d'autres facteurs étiologiques parmi lesquels il faut placer au premier rang les affections hépatiques et les affections intestinales.

Or, nous pouvons avoir recours au massage de l'abdomen pour combattre bon nombre de ces affections à l'état chronique, ou pour atténuer certains troubles qui pourraient subsister après la période aiguë. Dans tous ces différents cas, le massage devra porter surtout sur le système digestif dont il stimulera les fonctions. Il agira encore en favorisant la sécrétion biliaire et en accélérant son passage dans l'intestin. Son action se fera sentir sur la circulation des organes de l'abdomen et sur la circulation générale. Il augmentera les oxydations et relèvera la nutrition générale. Par ces différents effets, le massage aura pour résultat d'empêcher ou de retarder la formation des calculs.

L'emploi du massage dans les crises de coliques hépatiques sera bien différent. Précédemment on recherchait des effets excitants ; dans la crise, au contraire, il faut avoir recours aux effets sédatifs.

On se proposera tout d'abord de faire cesser la douleur et le spasme des conduits biliaires. On aura pour but, ensuite, de faciliter l'expulsion du calcul.

Pour combattre la douleur, il faudra avoir recours à des effleurages très doux et continués pendant un temps souvent assez long. Lorsque la douleur aura cessé, on cherchera à agir plus profondément sur les conduits biliaires. On pratiquera des percussions avec l'extrémité des doigts. On fera des frictions avec le pouce, en appuyant légèrement. Enfin on aura recours aux vibrations. Le résultat de ces manœuvres sera de combattre le spasme des conduits biliaires, de favoriser le cours de la bile et la progression des calculs, enfin de diminuer la congestion veineuse déterminée par la crise de colique hépatique.

Après la crise, le massage pourra rendre encore quelques services pour combattre les troubles digestifs provoqués par la colique hépatique, et pour faire disparaître l'ictère consécutif à la crise.

CHAPITRE VIII

Pancréas.

Le pancréas est une glande annexe du tube digestif. Il joue un rôle très important dans la digestion par la sécrétion du suc pancréatique. Il en résulte que les troubles du système digestif ont une influence sur lui et que les modifications de son fonctionnement se font sentir sur les organes digestifs. Mais, par sa situation et par les relations de sa propre circulation avec celle des viscères voisins, il est facile de stimuler ses fonctions en pratiquant le massage de l'abdomen. Il n'y a donc pas jusqu'à présent de manœuvres spéciales pour agir sur le pancréas. Cependant, il était utile de faire remarquer que le pancréas ne peut être négligé à cause de ses fonctions très importantes sur la digestion, grâce à la sécrétion du suc pancréatique. Le massage de l'abdomen pourra être utile dans diverses affections de cet organe, en agissant indirectement sur ses fonctions. Il sera contre-indiqué dans le cas de cancer.

CHAPITRE IX

Rate.

La rate est un organe hémo-lymphatique, situé dans l'hypocondre gauche. On lui suppose un rôle important dans les transformations des éléments du sang. Mais le fait frappant, au point de vue qui nous occupe, c'est la répercussion constante de la circulation intra-abdominale sur la rate. « Sous l'influence de l'augmentation de la tension sanguine, la rate augmente de volume. Quand le sang est chassé des autres organes de la cavité abdominale, il reflue vers la rate qui se distend. Aussi a-t-on considéré la rate comme une sorte de réservoir, régulateur de la circulation des organes de la digestion » (P. Langlois et de Varigny). Le massage de l'abdomen, en agissant sur ces organes, fera sentir son influence sur la rate. On pourra donc l'utiliser dans certaines affections de cet organe.

CHAPITRE X

Ptoses abdominales

Nous n'avons pas parlé jusqu'ici du déplacement ou de la chute des viscères, appelée ptose, afin de rapprocher les unes des autres les différentes ptoses.

Dans toutes ces affections, il faut attribuer la plus grande importance à la laxité des différents tissus, survenue sous l'influence d'un trouble quelconque de la nutrition générale. Chez la femme, il faut tenir compte aussi de la gêne causée par le corset, pouvant déterminer l'abaissement du foie et du pylore.

Les ptoses les plus fréquentes sont celles de l'estomac, de l'intestin, du foie et du rein.

Pour s'opposer à la chute de ces différents viscères, on applique des bandages spéciaux, qui ont pour but de les maintenir en place et de suppléer au rôle des parois abdominales. Très souvent en effet ces parois sont relâchées et elles ne peuvent maintenir la masse des viscères pressés contre elles.

Le massage général de l'abdomen aura pour but de chercher à fortifier les parois abdominales, de remédier aux troubles de la circulation déterminés par le déplacement des viscères, et enfin de relever la nutrition générale.

Les effleurages permettront de combattre les troubles de la sensibilité des parois abdominales, troubles qui sont assez fréquents dans les ptoses de l'intestin. D'autres manipulations, semblables à celles que l'on emploie dans la constipation habituelle, serviront à rétablir les fonctions de l'intestin. Enfin certaines manipulations auront pour but de remettre en place, puis de s'efforcer de maintenir les organes déplacés. La sangle du Dr Glénard rendra de grands services dans l'intervalle des massages pour contenir les organes et atténuer les troubles causés par leur déplacement.

On aura recours à toutes les diverses manipulations du massage excitant, superficiel et profond. On commencera par le massage des parois abdominales, puis on s'efforcera d'agir sur les viscères. Les mouvements actifs de redressement du tronc seront indiqués.

CHAPITRE XI

Reins

Le massage de l'abdomen a une influence des plus remarquables sur le rein, en agissant par ses effets diurétiques. Il sera appelé à rendre de grands services dans les cas de congestion rénale, dans les néphrites chroniques et dans la lithiase rénale. Il pourra aussi servir à combattre les troubles déterminés par le rein flottant.

Congestion du rein. — Quelle que soit la cause de la congestion rénale, mais surtout dans les affections cardiaques et dans le mal de Bright, le massage de l'abdomen pourra être utilisé. Il diminuera la stase rénale, en régularisant la circulation générale par la mise en activité de ces puissants réflexes dont nous avons déjà parlé et par son action sur la circulation des organes abdominaux. Il ne sera pas nécessaire de chercher à agir surtout sur la région du rein, le massage général de l'abdomen sera d'une grande utilité. « Par les nombreuses modifications que le massage fait subir à la circulation en général, par son action diurétique, qui en découle et qui est bien démontrée aujourd'hui, je suis convaincu que cette méthode thérapeutique bien appliquée peut rendre de grands services dans cette affection, en faisant diminuer ou disparaître la stase rénale. Le massage devra porter sur tout le corps, afin de rétablir la circulation défectueuse, mais il devra surtout être pratiqué sur l'abdomen, car c'est sur cette région que l'on produit le plus facilement et le plus promptement l'accélération de la circulation » (HUGON).

Après avoir pratiqué l'effleurage des téguments, on fera le pétrissage des parois. On agira ensuite sur les viscères par des pressions, des percussions, des pétrissages et des vibrations.

On pratiquera aussi au niveau de la région du rein des percussions et des vibrations.

On aura recours en même temps au traitement habituel des diverses variétés de congestion rénale.

Le massage sera contre-indiqué dans la congestion aiguë.

Néphrites chroniques.— Dans les néphrites chroniques, le massage n'aura pas la prétention de modifier la lésion, mais il s'efforcera de combattre les troubles causés par la maladie. Ses effets seront : de stimuler les fonctions cutanées, de diminuer les œdèmes, de régulariser la circulation, d'augmenter la diurèse, d'atténuer les troubles digestifs et hépatiques. Le massage général, portant sur toutes les régions du corps, activera les fonctions cutanées, qui jouent un rôle si important dans l'élimination des produits toxiques, et, qui suppléent ainsi en partie à l'insuffisance du rein. De plus, ce même massage superficiel, en excitant les terminaisons nerveuses, provoquera de nombreux réflexes cutanés qui détermineront l'accélération de la respiration. Quelques manipulations locales sur les régions envahies par l'œdème auront pour résultat de stimuler la circulation et de favoriser la résorption des liquides épanchés. Le massage général, mais principalement le massage de l'abdomen, aura pour effet de régulariser la circulation, en diminuant les stases et en abaissant l'hypertension artérielle. C'est encore au massage de l'abdomen qu'il faudra s'adresser pour obtenir des effets diurétiques puissants. Il déterminera en outre une augmentation de la nutrition générale et une élévation du taux de l'urée. Enfin, il sera très utilement employé pour combattre les troubles digestifs et hépatiques. Ces derniers troubles sont très fréquents dans la néphrite chronique et ils sont d'autant plus graves qu'ils viennent encore augmenter l'auto-intoxication causée par la résorption des produits toxiques échappés à l'élimination rénale. La constipation et la dyspepsie seront combattues par le massage des organes digestifs.

Toutes les diverses manipulations du massage pourront être employées, mais on s'adressera de préférence à celles qui déterminent des excitations soit superficielles, soit profondes.

Lithiase rénale.— Dans la lithiase rénale, le massage sera pratiqué en dehors des crises ou pendant la crise de colique néphrétique.

Chez les prédisposés à la lithiase, il y a ralentissement de la nutrition. Nous savons que le massage de l'abdomen a pour résultat de relever la nutrition générale, il sera donc utile dans le traitement préventif de la lithiase. Dans d'autres cas où l'affection sera plus avancée et où il y aura déjà formation de petits calculs, le massage, en activant la circulation dans le rein et en favorisant la diurèse, provoquera leur élimination.

Le massage dans les coliques néphrétiques aura pour but de calmer la douleur et de déterminer l'expulsion du calcul.

Le massage préventif sera excitant, superficiel

et profond, le massage appliqué dans l'état de crise sera superficiel, calmant d'abord, puis stimulant.

Rein flottant. — Dans les ptoses abdominales, nous avons signalé le déplacement du rein, mais il est nécessaire de revenir sur cette question à cause de son importance. En effet, le rein flottant peut exister seul et déterminer cependant de nombreux troubles. « Le rein mobile, fréquent chez les femmes dyspeptiques, se rencontre à un degré maximum surtout chez les personnes atteintes d'entérite muco-membraneuse. Le rein mobile n'est pas capable à lui seul de déterminer l'apparition des phénomènes dyspeptiques, neurasthéniques ou l'entérite muco-membraneuse, s'il n'existe auparavant une certaine prédisposition à l'égard de l'un ou de l'autre de ces syndromes. Mais l'entérite muco-membraneuse peut être aggravée ou simplement entretenue par la néphroptose, celle-ci occasionne un tiraillement persistant ou répété des plexus nerveux abdominaux, dont le premier résultat est d'exagérer la sensibilité de l'intestin. Cette hyperesthésie intestinale amène la contraction douloureuse du gros intestin et par suite la constipation » (A. Mathieu). Ce qu'il faut retenir, c'est que, chez les personnes prédisposées, le rein pourra provoquer, par sa ptose seule, l'apparition de phénomènes neurasthéniques, de troubles dyspeptiques et de constipation. Le massage de l'abdomen sera utilement employé pour combattre les troubles fonctionnels du tube digestif. Il pourra, en stimulant la nutrition générale, avoir un rôle plus important encore. On sait en effet qu'il est possible de guérir le rein mobile, en favorisant l'engraissement du malade. Or, le massage de l'abdomen peut provoquer cet engraissement en stimulant les fonctions digestives et en leur permettant de supporter facilement une alimentation intense. Il rendra d'autant plus de services que, dans nombre de cas, les malades ne pourront faire aucun exercice actif, à cause des douleurs provoquées par le moindre déplacement.

CHAPITRE XII

Vessie

Le massage général, et en particulier le massage de l'abdomen, auront toujours leur utilité dans les affections chroniques de la vessie. Il aura pour effet de stimuler les fonctions cutanées, d'améliorer l'état des fonctions digestives souvent troublées, d'agir sur la nutrition générale et enfin de provoquer la diurèse.

Dans certaines affections, il faudra pratiquer le massage sur la vessie elle-même. « Les affections que l'on peut modifier par le massage sont : le catarrhe vésical, l'atonie, la parésie, certaines paralysies incomplètes de la vessie, l'incontinence nocturne et la rétention urinaire causée par une hypertrophie de la prostate » (HUGON).

L'action du massage pourra se faire sentir à travers les parois abdominales ou à travers la paroi rectale, suivant que l'on choisira la voie abdominale ou la voie rectale. Il ne faudra jamais pratiquer le massage sur une vessie vide ou encore sur une vessie un peu pleine. Dans la plupart des cas, on s'adressera au massage pour en obtenir des effets stimulants. Les percussions et les vibrations seront fréquemment utilisées. Pour être excitantes, les vibrations devront être prolongées.

On aura toujours recours au traitement approprié aux diverses variétés d'affections, à l'hydrothérapie et à l'hygiène.

CHAPITRE XIII

Prostate

Le massage de la prostate est un massage spécial, nous avons cru devoir en dire quelques mots, à cause de l'importance des affections de la prostate et de leur retentissement sur la vessie.

On aura recours à ce massage dans les prostatites chroniques et dans l'hypertrophie de la prostate.

Voici comment on pourra pratiquer ce genre de massage : l'index, enduit de vaseline, sera introduit par le rectum jusqu'au contact de la région prostatique et on agira alors par frictions et par pressions avec la pulpe du doigt. « Procéder au moyen de frictions douces, de haut en bas, de gauche à droite, puis latéralement et circulairement par des mouvements de meule, d'abord larges, puis de plus en plus petits. Ce massage doit être doux et progressif. Cela permet de presser sur l'urètre d'arrière en avant, de presser aussi sur les points rénitents de la prostate (s'arrêter si ces manœuvres sont douloureuses). Le massage devra être pratiqué tous les jours, pendant une durée de deux à trois minutes (cinq au maximum) (Berne).

Ce massage agit surtout par action mécanique. Il diminue la congestion de la prostate et il vide les conduits glandulaires des sécrétions qui les encombrent. Le résultat se traduit par une diminution du volume de l'organe. D'autre part, l'évacuation de la vessie, qui était contrariée par l'obstacle créé dans l'urètre par la prostate, devient plus régulière.

CHAPITRE XIV

Utérus

Le massage de l'utérus est indiqué dans de nombreuses affections chroniques de l'utérus et des organes annexes. Il aura pour but : soit de guérir ces affections, soit de pallier leurs inconvénients, si ces affections sont incurables, soit enfin de préparer la malade à subir une opération chirurgicale. Le massage de l'utérus permettra de lutter contre les troubles de la circulation utérine ou péri-utérine, contre les métrites parenchymateuses, contre les déplacements et les prolapsus de l'utérus. Dans tous les cas, il faudra agir avec la plus grande prudence, car on a vu des cas où le massage avait déterminé le réveil d'une inflammation ancienne. Dans les cas favorables, il aura pour résultat de favoriser la circulation locale et la résorption des exsudats, de rendre leur élasticité aux ligaments suspenseurs, de diminuer le volume de l'utérus hypertrophié et de lui assurer une meilleure nutrition, de modifier les sécrétions, et enfin de combattre la douleur.

Le massage rendra encore quelques services dans le traitement des troubles déterminés par la présence de tumeurs bénignes.

Les contre-indications de ce genre de massage sont nombreuses. Il ne devra jamais être pratiqué pendant la grossesse, ni pendant la période des menstrues. Le massage sera écarté dans toutes les inflammations aiguës des organes génitaux, dans tous les accidents de péritonite généralisée, dans les infections tuberculeuses locales et dans toutes les variétés de métrite qui nécessitent un repos complet. Il sera contre-indiqué encore au moment de la période aiguë d'une hémorragie.

D'autres contre-indications relatives sont les péritonites localisées et les affections malignes.

La technique du massage de l'utérus offre quelques particularités qu'il est utile de connaître. La position de la malade est la même que dans le massage général de l'abdomen : décubitus dorsal, haut du corps relevé, cuisses légèrement fléchies sur le bassin. Une des mains aura pour rôle de soutenir l'utérus, pendant que l'autre main pratiquera des manipulations à travers la paroi abdominale. Pour soutenir l'utérus, on placera un ou deux doigts de la main gauche, soit dans le vagin, soit dans le rectum, et on cherchera à ramener l'organe en avant contre les parois abdominales. La main gauche présente ainsi les différentes régions, qu'il convient de masser, à la main droite placée sur l'abdomen. « Après avoir fait écarter les jambes, le masseur, placé à gauche de la patiente, introduit, quand il le peut, l'index et le médius de la main gauche dans le cul-de-sac antérieur du vagin, de manière à soutenir la paro-antérieure de l'utérus, tandis qu'à travers la pai roi abdominale il saisit le corps sur lequel il exerce des frictions légères au début, un peu plus fortes ensuite. En cas de déplacement, on redressera autant que possible l'organe ; les doigts introduits profondément dans l'abdomen le maintiendront solidement, autrement il pourrait glisser, ce qui est très douloureux » (NORSTROM).

Dans quelques cas, où, l'utérus ayant basculé en arrière, l'organe se trouve profondément enclavé dans le petit bassin, il faut chercher à le ramener en avant.

On peut alors placer la femme dans la position génu-pectorale et imprimer au bassin quelques secousses pour ramener l'utérus en avant. On peut encore pratiquer le massage, le bassin étant placé dans la position élevée. Enfin, lorsque ces différents moyens échouent, on peut toujours agir sur l'utérus en plaçant un ou deux doigts dans le rectum.

On recommande de faire des séances courtes de cinq à dix minutes. Au début, on fera un massage tous les jours. puis on espacera les séances lorsque le traitement sera plus avancé.

La première manipulation consistera en frictions circulaires sur l'abdomen et en effleurages, afin de permettre aux parois de tolérer d'autres manœuvres.

On aura ensuite recours aux pressions et aux vibrations. On pourra pétrir les parois abdominales. Lorsqu'on voudra agir sur l'utérus, il faudra employer le plus de douceur possible. En effet les manœuvres lentes exercées à la surface des téguments déterminent, par action réflexe, une action décongestionnante sur l'utérus; si ces manœuvres sont violentes, c'est une action contraire qui se produit.

Après un massage de l'utérus, il sera très souvent indiqué d'avoir recours au massage des différents organes de l'abdomen pour combattre les troubles dyspeptiques et intestinaux qui accompagnent si souvent les affections utérines.

Le massage général de l'abdomen aura encore son indication pour contribuer à relever l'état général.

Troubles de la circulation. — L'utérus est souvent le siège de troubles de la circulation qui retentissent sur lui de diverses façons et qui peuvent être provoqués par différentes causes. Au nombre de ces causes, les affections locales ou du voisinage sont les plus importantes. Dans tous les cas de congestion utérine et d'engorgement des organes du bassin, le massage sera indiqué pour activer le cours du sang. Dans d'autres cas, le sang arrivera au contraire difficilement jusqu'à l'utérus, par suite de vaso-constriction des petits vaisseaux. Là encore le massage sera utile en agissant sur la circulation des organes voisins qui retentira sur celle de l'utérus et en déterminant, par action réflexe, la vaso-dilatation des petits vaisseaux de l'utérus. Dans tous les cas de troubles de la circulation, le massage sera donc employé et il fera disparaître les symptômes provoqués par ces troubles : hémorragie, aménorrhée, dysménorrhée. En effet, il agit sur les hémorragies qu'il peut faire disparaître. Il peut provoquer l'apparition du flux menstruel supprimé ou le régulariser lorsqu'il existe. Enfin, il agit en supprimant la douleur qui accompagne ces différents états, soit en rétablissant la circulation, soit en agissant sur le système nerveux.

Nous avons dit qu'il pouvait y avoir des troubles circulatoires du voisinage de l'utérus. Ces troubles pourront porter sur le tissu conjonctif péri-utérin, qui aura subi une infiltration, suivie à la longue de sclérose. « Le massage est indiqué dans les infiltrations et les altérations du tissu conjonctif pelvien. Stapfer comprend dans cette dernière catégorie les œdèmes localisés ou diffus, indolores ou douloureux, de volume et de consistance très variables, les scléroses, en somme, toutes les cellulites abdomino-pelviennes subaiguës ou chroniques, la sclérose n'étant qu'un aboutissant de l'œdème dérivant lui-même de l'arythmie circulatoire ou des troubles circulatoires » (Labadie-Lagrave et Legueu).

Déviations et prolapsus de l'utérus. — Les déviations de l'utérus peuvent être occasionnées par le relâchement ou par la rigidité des ligaments suspenseurs. Elles déterminent des troubles de la circulation et des sécrétions glandulaires de l'utérus. Le massage aura pour effet de faire cesser les troubles circulatoires, et, par là, de rétablir la régularité des règles et de faire cesser la douleur. Il agira sur les ligaments suspenseurs et sur les tissus voisins de l'utérus, auxquels il rendra leur élasticité par une nutrition plus active de leurs divers éléments constituants. Il facilitera l'expulsion des mucosités contenues dans l'utérus et fera cesser la leucorrhée, en modifiant la sécrétion glandulaire. Le massage fera sentir son action sur les parois musculaires de l'utérus et il combattra leur atonie et leur nutrition défectueuse. Enfin le massage de l'abdomen permettra d'agir sur la dyspepsie et la constipation qui accompagnent si fréquemment les déviations utérines.

Le rôle du massage sera à peu près semblable dans les prolapsus de l'utérus. Dans ces cas, il contribuera à réduire le prolapsus d'abord, puis à rendre à l'utérus et aux parois voisines leur tonicité perdue.

La gymnastique sera utilement associée au massage dans le traitement de ces différentes variétés d'affections utérines.

Métrite parenchymateuse. — Le massage sera très utile dans le traitement de la métrite parenchymateuse. Il diminuera les troubles circulatoires et permettra à l'utérus de diminuer de volume.

Cette métrite, à cause de l'augmentation de volume et du poids de l'utérus, est souvent la cause de déviations que le massage combattra.

L'augmentation du volume de l'utérus est souvent aussi la cause de troubles circulatoires des organes du voisinage par compression. On s'adressera alors non seulement au massage de l'utérus, mais encore au massage de ces différents organes, pour faire cesser la stase veineuse et rétablir le fonctionnement des organes voisins.

Tumeurs bénignes. — Dans tous les cas de tumeur bénigne, et notamment de fibrome, le massage pourra être utile, soit pour préparer la malade à subir une opération chirurgicale, soit pour pallier les troubles déterminés par la présence de la tumeur. Dans la première occurrence, on aura recours au massage de l'utérus pour améliorer l'état des tissus voisins de la tumeur, et au massage de l'abdomen pour relever l'état général de la malade.

Aujourd'hui on opère moins fréquemment certains cas de tumeurs bénignes et les nécessités de l'intervention sont mieux connues. Dans toutes les tumeurs bénignes où l'on aura décidé de recourir au traitement médical palliatif, le massage rendra de grands services. Il sera en effet utile ment employé à combattre les différents troubles causés par la tumeur, tels que : hémorragies, leucorrhée, compression des organes voisins, douleur.

Le massage de l'utérus, en régularisant la circulation locale, fera diminuer les métrorragies. Il modifiera encore la sécrétion de la muqueuse et il combattra la leucorrhée. Il pourra aussi diminuer les troubles de compression des organes voisins, en rétablissant la circulation de ces organes. Le massage de l'abdomen lui viendra en aide et permettra de combattre les troubles fonctionnels de l'intestin et de la vessie, si fréquents dans le cas de tumeur enclavée dans le bassin. Enfin le massage général de l'abdomen permettra d'agir sur la circulation générale et sur la nutrition générale. Au massage, on adjoindra les divers moyens de traitement de ces tumeurs : repos, électricité, bains salés, etc.

CHAPITRE XV

Trompes et Ovaires

Le massage sera indiqué dans tous les cas de congestion simple des ovaires et des trompes, à cause des modifications favorables qu'il fait subir à la circulation.

Il sera également utile dans les salpingo-ovarites chroniques, pour combattre les troubles provoqués par ces affections et pour rétablir les fonctions des ovaires et la perméabilité des trompes. Il aura aussi, dans ces cas, une efficacité très grande contre la douleur.

Enfin il sera appelé à agir sur les troubles généraux déterminés par les annexites. Le massage général de l'abdomen sera alors indiqué pour relever les fonctions digestives, et améliorer la nutrition générale.

Le massage des trompes et des ovaires se pratique exactement de la même façon que le massage de l'utérus. L'index gauche enfoncé dans le vagin présente les différentes régions : trompes ou ovaires, à la main droite, qui agit à travers les parois de l'abdomen.

CHAPITRE XVI

Accouchement

Les manœuvres du massage sont pratiquées depuis fort longtemps, chez certains peuples pour provoquer l'accouchement. Les manœuvres les plus employées sont des pressions plus ou moins énergiques. On ne saurait recommander les pressions un peu fortes, car elles sont dangereuses surtout pour les organes de la femme qu'elles peuvent léser. Lorsque le périnée résiste aux efforts de l'utérus, il vaut mieux faire supporter au périnée l'intervention d'une force étrangère. L'accoucheur aura alors dans son forceps un auxiliaire précieux. Cependant, dans certains cas, et alors qu'aucun obstacle du côté du bassin ou du périnée ne s'oppose à l'accouchement et qu'il y a simplement inertie utérine, le massage aura alors son emploi. Il suffira le plus souvent de quelques minutes d'effleurage pratiqué sur la région inférieure de l'abdomen, pour réveiller les contractions utérines et terminer l'accouchement.

CONCLUSIONS

Il existe un massage thérapeutique bien différent du massage hygiénique. De nombreuses expériences récentes nous permettent de comprendre le mode d'action de ce massage et par là d'en utiliser les effets dans le traitement de diverses maladies.

Le massage agit par des effets mécaniques et par des effets réflexes. Les effets réflexes sont de beaucoup les plus importants. Ces différents effets peuvent porter sur l'état local, sur le voisinage et sur l'état général. Ils peuvent être encore excitants ou calmants, et enfin agir à la superficie ou profondément.

L'action locale porte sur les téguments, sur la circulation, sur les muscles, sur les nerfs de la région et sur les glandes.

L'action générale détermine des modifications de la circulation, une augmentation de la quantité des urines et une élévation du taux de l'urée.

Le massage de l'abdomen a une action spéciale sur la circulation générale par la mise en activité de réflexes puissants.

Pour déterminer tant d'effets aussi variés, le massage n'emploie qu'un petit nombre de manipulations, ce sont : les effleurages, les frictions, les pressions, les percussions, les pétrissages et les vibrations.

Le massage de l'abdomen peut agir sur les parois et sur les viscères. Appliqué aux parois de l'abdomen, il agit en produisant des réflexes cutanés, en modifiant la circulation et en tonifiant les muscles. Sur les viscères, le massage détermine des modifications dans la circulation, dans la contractilité et la nutrition des muscles, dans l'excitabilité des nerfs et dans la sécrétion des glandes.

Le massage de l'abdomen peut être appliqué au traitement des hernies de faiblesse. Il pourra rendre des services après une cure radicale de hernie, ou préparer le malade à subir l'intervention chirurgicale. Dans la cure de l'obésité, il agira sur l'état local de l'abdomen et sur la nutrition générale.

Chez les dilatés de l'estomac de cause non organique, il agira en stimulant l'acte digestif, en évacuant ensuite les résidus de la digestion et enfin en relevant la tonicité des muscles et la sécrétion des glandes. Dans les dyspepsies avec hyperchlorhydrie, on ne l'emploiera que si les digestions sont ralenties, pour évacuer le contenu de l'estomac et exciter faiblement les fonctions de cet organe. Chez les hypopeptiques on l'utilisera pour ses effets excitants énergiques, afin de rétablir la tonicité des parois musculaires et de stimuler la sécrétion des glandes. Dans quelques troubles de la motricité de l'estomac dus à une excitabilité exagérée des parois stomacales, il pourra agir comme sédatif.

Le massage de l'abdomen sera d'une grande utilité dans le traitement de la constipation habituelle et dans celui de l'entéro-colite muco-membraneuse. Son action portera sur les parois intestinales et sur la sécrétion des glandes de ces parois. Dans quelques cas d'occlusion intestinale par accumulation des matières, il pourra servir à lever l'obstacle.

Le massage de la région hépatique, joint au massage général de l'abdomen, permettra de combattre les congestions du foie. Dans la lithiase biliaire, il empêchera la formation des calculs, lorsqu'il y aura seulement prédisposition ; il aidera les canaux biliaires à expulser les calculs, lorsque ceux-ci se seront formés. Dans la colique hépatique, on utilisera surtout ses propriétés sédatives.

Le massage aura une action sur les fonctions de sécrétion du pancréas.

Il fera sentir ses effets sur la circulation de la rate par l'intermédiaire de la circulation des viscères abdominaux.

Dans les ptoses abdominales, le massage pourra modifier l'état des parois abdominales, et, dans tous les cas, il diminuera les troubles de la circulation du côté des viscères.

On pourra s'adresser au massage de l'abdomen pour combattre les différents troubles causés par le rein flottant. Le massage agira encore avec efficacité dans les cas de congestion rénale. Par ses effets diurétiques, il rendra de grands services dans certaines formes de néphrite. Il aura les mêmes effets sur la lithiase rénale que sur la lithiase biliaire.

Le massage sera pratiqué sur la vessie pour diminuer l'état congestif de cet organe, pour combattre la faiblesse ou pour diminuer le spasme du muscle vésical et de son sphincter.

Le massage de la prostate sera indiqué dans les

congestions de la prostate, dans les prostatites chroniques et dans l'hypertrophie de la prostate.

Le massage de l'utérus et des ovaires est indiqué dans les cas de congestion de ces organes, dans les déviations et les prolapsus de l'utérus et dans les métrites chroniques. Le massage pourra enfin rendre des services au cours de l'accouchement.

BIBLIOGRAPHIE

BERNE (Georges). — Le massage, manuel théorique et pratique, 2e édition, 1901.

BOURCART. — Traité de gymnastique suédoise.

BOUVERET. — Traité des maladies de l'estomac, 1893.

BRANDT. — Massage in der Frauenkranke. Hambourg, 1890.

BROUSSES. — Manuel technique de massage, 1896.

CAUTRU. — De l'emploi des agents physiques et en particulier du massage dans le traitement des dyspepsies. Massage de l'estomac dans ses rapports avec le chimisme stomacal. Thèse, Paris, 1894.

DECHAMBRE. — Dictionnaire des sciences médicales. Article : Manipulations.

DUJARDIN-BEAUMETZ. — L'hygiène thérapeutique. 1888.

DURAND-FARDEL. — Du massage du foie dans l'engorgement hépatique simple. *Bulletin de thérapeutique* du 31 mai 1881.

ECCLES. — Du traitement de la diarrhée chronique par le massage. — *Revue générale de clinique et de thérapeutique*, février 1871. — *The Practitionner*, janvier 1891.

ELOY. — Comment traiter la douleur dans un accès de colique hépatique? *Revue générale de clinique et de thérapeutique*, février 1891.

ESTRADÈRE. — Du massage : son historique, ses manipulations, ses effets physiologiques et thérapeutiques. Thèse, Paris, 1863.

Hippocrate. — Œuvres complètes. Traduction de Littré.

Frenkel. — Séméiologie et traitement des maladies de l'estomac, 1900.

Hirschberg (Rubens). — Massage de l'abdomen.
I. Application au traitement des maladies de l'estomac.
II. Influence sur la diurèse; étude physiologique et thérapeutique. Thèse, Paris, 1889.

Hugon. — Massage thérapeutique, 1900.

Lagrange. — Les mouvements méthodiques et la « mécanothérapie ». 1899.

Langlois (P.) et de Varigny (H.) — Nouveaux éléments de physiologie humaine.

Labadie-Lagrave et Legueu. — Traité médico-chirurgical de gynécologie, 1899.

Lyon. — Traité élémentaire de clinique thérapeutique, 3e édition, 1899.

Mathieu. — Traité des maladies de l'estomac et de l'intestin, 1901.

Norstrom. — Traité théorique et pratique du massage, 2e édition, 1891.

— Formulaire du massage, 1895.

Petit (Léon). — Le massage par le médecin. Paris, 1885 (ce livre contient les doctrines de Rebmayr).

Regnier (L.-R.). — La Mécanothérapie, application du mouvement à la cure des maladies, 1901. (*Actualités médicales*).

Romano. — Effets dynamogéniques (cardio-vasculaires) du massage abdominal, Thèse, Paris.

— Kinésithérapie gynécologique, 1895.

Stapfer. — Traité de kinésithérapie gynécologique.

Weber. — Traité de la massothérapie, 1891.

TABLE DES MATIÈRES

Poitiers. — Imprimerie Blais et Roy, 7, rue Victor-Hugo, 7.

Poitiers. — Impr

www.ingramcontent.com/pod-product-compliance
Ingram Content Group UK Ltd.
Pitfield, Milton Keynes, MK11 3LW, UK
UKHW020235220726
13923UKWH00002B/656

9 782019 631215